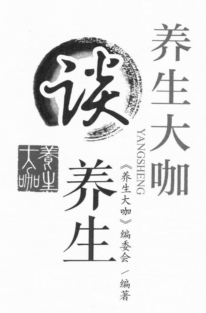

养生大咖

YANGSHENG

谈养生

《养生大咖》编委会 / 编著

U0311083

浙江科学技术出版社

图书在版编目（CIP）数据

养生大咖谈养生 /《养生大咖》编委会编著. — 杭州：
浙江科学技术出版社，2016.1
ISBN 978-7-5341-7002-7

Ⅰ.①养… Ⅱ.①养… Ⅲ.①养生(中医)–基本知
识 Ⅳ.①R212

中国版本图书馆CIP数据核字（2015）第308622号

书　　名	养生大咖谈养生	
编　　著	《养生大咖》编委会	

出版发行 浙江科学技术出版社
　　　　　杭州市体育场路347号　　邮政编码：310006
　　　　　办公室电话：0571-85176593
　　　　　销售部电话：0571-85176040
　　　　　网　　址：www.zkpress.com
　　　　　E-mail：zkpress@zkpress.com

排　　版 杭州兴邦电子印务有限公司
印　　刷 浙江新华印刷技术有限公司

开　本	710×1000　1/16		**印　张**	10
字　数	150 000			
版　次	2016年1月第1版		**印　次**	2016年1月第1次印刷
书　号	ISBN 978-7-5341-7002-7		**定　价**	32.00元

责任编辑 梁　峥　　　　　　**责任校对** 刘　丹
责任印务 徐忠雷　　　　　　**特约编辑** 张　鸣

《养生大咖》编委会

序言

常听人们提起养生这一概念。那什么是养生呢？养生就是通过各种方法颐养生命、增强体质、预防疾病，从而达到延年益寿的目的。

"今天不养生，明天养医生。"养生越来越受到人们的重视，但很多人仍然认为，养生是老年人的"主修课程"。其实不然，养生是人人都应该学会的生存技能。

现代社会，都市白领久坐办公室，缺乏锻炼，亚健康问题越来越突出；"低头族"横行，颈椎、腰椎问题一抓一大把；熬夜、暴饮暴食、不注重生活质量，疾病越来越多……据统计，目前我国死亡率居前十位的疾病中，有44%以上的患病人群存在不良的生活方式和行为方式。

"救治于后，不若摄养于先。"养生虽然主要在于自身的坚持，但也需权威人士的指导和引领。从2015年1月起，《杭州日报》联合浙江省医学学术交流管理中心和浙江省医学会推出了"养生大咖"栏目。作为品牌科普项目"相约健康"的延伸产品，"养生大咖"栏目利用大咖们在某些领域的专长，以及大咖们在自身生活中积累的养生经验，来讲述养生之道。栏目推出近一年来，深受读者的欢迎和好评。

"养生大咖"栏目推出迄今已近50期，访谈对象主要为国家级、省级、市级名中医。"送子观音何嘉琳"、"针灸大师方剑乔"、"肿瘤克星林胜友"，以及连建伟、陈意、宋康、范炳华等一大批杭城市民耳熟能详的名医，通过记者面对面的访谈，将他们独家的养生经验奉献给读者。

"养生大咖"栏目还通过微信公众号"杭州日报养生道"同步推送，栏目影响力也进一步扩大，每期的点击率都居高不下，成了"杭州日报养生道"微信公众平台的王牌栏目，许多粉丝也成了该栏目的铁粉。

为了让大咖们的养生经验为更多的老百姓所掌握，栏目编委会特别精选"养生大咖"栏目中的精华内容整理汇编成册，并出版发行。此事也得到了胡庆余堂国药号、胡庆余堂名医馆的大力支持。我们希望通过此书的出版发行，能为大众提供知识全面、携带方便的健康养生好手册，帮助大众树立科学养生观，为科学养生提供教育和帮助，以此提高大众的健康素养，共同推进健康浙江、健康中国建设。

目录

第一章　一日三餐吃对了，你也可以"逆生长"

第二章　流水不腐，户枢不蠹，动而不衰

第三章　养生就是性命双修，让肿瘤君"滚蛋"

（注：以上各章中的大咖以姓氏笔画排序）

第一章

YANGSHENG

一日三餐吃对了，你也可以『逆生长』

名中医丁彩飞有一套更年期保健法

常用生姜做菜泡脚，
常做手指保健操

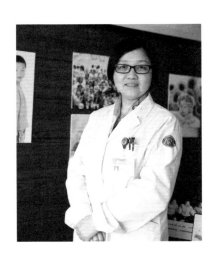

大咖名片 丁彩飞

中医妇科专家，杭州市名中医，杭州市政协委员，杭州市新世纪"131"优秀中青年人才。浙江中医药大学硕士研究生导师，杭州市红会医院中医妇科主任、主任医师。师从我国著名妇产科专家、"试管婴儿之母"、北京大学第三医院张丽珠教授。现任杭州市中西医结合不孕不育诊疗中心主任，国家"十一五"、"十二五"重点专科——中医妇科学术带头人，浙江省中西医结合不孕不育学科带头人，是国家级名老中医鲍严钟主任医师的学术继承人。

与市级名中医、市红会医院中医妇科主任丁彩飞认识很多年了，印象中，她是一个留着干练短发、有着白净皮肤、说话温柔的妇科专家。每次坐门诊，上午的号子要到下午1点才能看完，但她总能保持慢条斯理的节奏，吃完午饭睡半小时再回来，继续看下午的号子。

平时，她的病人朋友很多，有人怀孕后来报喜，也有的一家人抱着孩子来送锦旗。不熟悉的人都对她挺好奇，想知道这位人称"送子观音"、白白净净的医生，除了给人治病外，她自己还有哪些保养秘方。

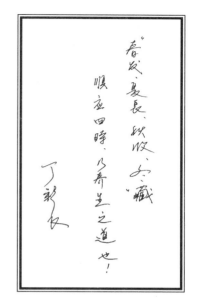

更年期最多吃到八分饱

上周，我约了丁主任采访，刚走到办公室，就看见同事们在为她过生日。原来，这一天丁主任刚好50周岁。

"上了年纪要少吃，我一般最多吃到八分饱，平时要吃粗、吃杂、吃素。"吹完蜡烛，丁主任看着满满一桌子菜，和同事们分享起自己的保养心得。

"我是宁波人，同事们都知道我爱吃鱼，一般每天中午点菜，我都是有鱼必吃，每次一荤一素足矣。"丁主任说，大家都认为荤菜有营养，其实素菜里的豆制品含有丰富的植物蛋白，已经足够补充人体所需。如果选择荤菜，要尽量选择离我们生活环境远一些的食材，比如鱼肉，而不是离我们很近的猪、牛、羊肉。

早餐时，丁主任会吃两只"温泉蛋"。此蛋的做法有讲究，把蛋放入冷水锅中，水刚开就要关火，使蛋闷熟，这样蛋黄刚刚凝固又不老，吃起来口感很好。中午单位吃盒饭，吃完饭她必定会午睡半小时。晚饭回家自己烧，她喜欢把小黄鱼加料酒放在饭锅里蒸，再用黑木耳、马蹄、冬笋炒个菜，最后用青菜和豆腐皮做个汤。

"现代人容易患代谢病，消化功能差，大便也越来越少，这说明食物吃得太精细。我除了爱吃鱼外，还很爱吃笋，冬笋、毛笋、春笋、笋干，一年四季不断。笋里面含有大量纤维素，常吃能保持大便通畅。此外，吃水果时我一般不削皮，淘米也只淘一遍，还会有意识地多吃些山药和玉米。"

不管在哪里吃饭，丁主任从不喝饮料，也不太喝茶。"我有脾虚、气虚，加上女性容易患贫血，所以我一般会在白开水里放些枸杞、菊花、生晒参来代替茶叶。多喝花茶，对于像我这样患有子宫肌瘤的女性有好处。"

生姜皮泡脚，生姜肉做菜

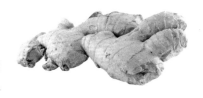

"冬天手脚酷寒在女性中较常见，从中医角度讲，虚是引起手脚酷寒的首要原因，如脾肾亏虚、阳气亏虚；从西医角度讲，手脚酷寒是因为末梢循环不好，再加上缺乏锻炼、不注意保暖，这种情况在青年女性身上最多见。"

多年来，丁主任有个习惯，就是用生姜皮泡脚，除了洗澡的日子外，一年四季从不间断。为什么要用生姜皮泡脚呢？她说这样可以驱寒防感冒。"脚是人体的第二心脏，体内各个脏器都能在脚上找到相应的穴位。睡前泡脚不但能改善末梢循环，还有助于身体健康。"

丁主任说，生姜性热，有很好的驱寒功效，泡脚时撒一点生姜皮，既可以快速驱寒，又能预防流感。"我经常会买许多生姜，然后把生姜皮剥下来，把生姜肉密封在盐罐子里。每天晚上泡脚前，我倒好热水，再取一些生姜皮放到水里，有时候还会把家里没喝完的中药也一起倒进去。"

丁主任泡脚比较讲究，那就是一定要在睡前泡，而且要用木桶，因为木桶的保暖性能好。泡脚的时候水要烫，而且要没到小腿的 1/3 处，再拿块毛巾盖在脚背上，然后坐在椅子上刷刷微信、看看书，这样泡上半个小时脚也不会冷。丈夫和儿子受到她的影响，也经常泡脚。

剩下的生姜肉，她会拿来做菜。女性比较怕冷，吃姜可以散寒，一般烧鱼或者烧肉时她都会放点生姜进去。

"说到吃姜这个习惯，是受到婆婆的影响。她以前经常做冰糖生姜吃，所以很少生病。冰糖生姜的做法是：先把冰糖煮化，再放入去皮切碎的生姜滚一滚，待凉后装到瓶子里冷藏。平时她每天都会吃点冰糖生姜，一年四季很少感冒。"

丁主任对付感冒有个小秘诀，那就是刚出现感冒症状时就戴上口罩，一般上午戴上，下午症状就会好转。她说，口鼻保暖对防治感冒有好处。

每天早晚做做手指保健操

对于养生，丁主任还有一个秘方。"每天早晚，我都会做一套手指保健操，那是我大哥几年前从朋友那里学来的。他60多岁了，身体一直不太好，坚持做了一年半手指保健操，现在爬山比年轻人还快。"

丁主任边说边示范，其中的动作有双手手指相互敲击、用手背敲打手掌、用双手手指梳头、分别敲

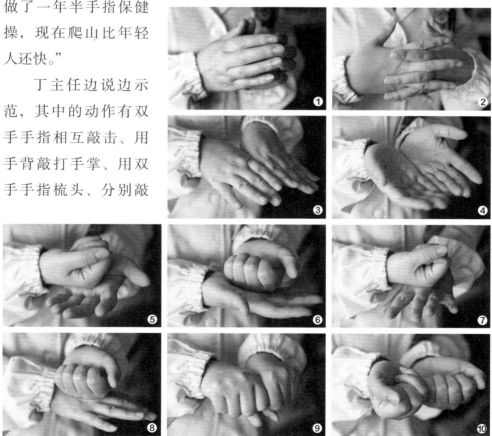

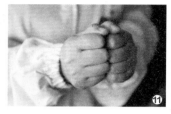 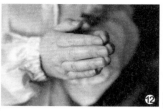 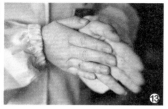

打双手手臂等（见图），每个动作都做八八六十四下。此外，她还加入了一些新动作，比如叩齿、提肛、转舌头、闭眼转眼珠等。一套做完，要花上半个钟头。

"打太极拳我坚持不住，因为我的膝关节不好。平时做这套手指保健操来锻炼双手，有助于预防老年痴呆症。我坚持做了一年多，感觉记性比以前好多了。"

丁主任说，其实，任何有氧运动对身体都有好处，但贵在坚持，只要坚持锻炼，就能看到效果。

大咖口述 **我这样度过更年期**

更年期时交感神经功能紊乱，容易发生睡眠不好、焦虑等，许多中老年女性都会经历这个阶段。现在，晚上9点一过我就会犯困，早上五六点就会醒来。为了安然度过更年期，平时我会适当吃点蜂胶、燕窝和橘子来补充营养。

除了饮食外，我很重视养心，让心静下来。所谓"生命在于运动，长寿在于不动"，这个"不动"就是指心平气和。心不静则五脏不安，可直接导致吃不好、睡不好、小便增多、上火，这样，即便是一天到晚锻炼也没用。

年轻时我经常为一些事情生气，年纪大了反而把事情看淡了，审视以前，会觉得自己的行为相对幼稚。平时我会有意去接触一些修养好的人，比如我们这里有一位扫地阿姨，虽然学历、地位都不高，但她修养很好，能真心诚意地善待周围的人，我也会放低自己的位置，虚心向她学习。

此外，我也学佛，有时会看南怀瑾的书来修身养性，空了还会练练书法、唱唱越剧。我经常想象退休后的生活，希望能和丈夫回归田园，去种种菜、养养花，来享受生活、享受大自然，而不是出国旅游、走马观花。

早餐一碗粥，坚持几十年；

站着看电视，边看边做操

师从国医大师朱良春、国家级名中医陆拯，

李亚平的养生之道

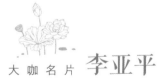

大咖名片 李亚平

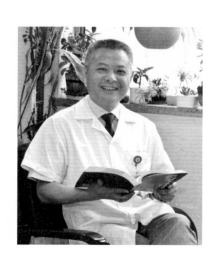

　　浙江省立同德医院主任中医师、教授、硕士生导师，第二批全国优秀中医临床人才。师从国医大师朱良春，国家级名中医陆拯、胡荫奇等，为陆拯全国名老中医传承工作室负责人。

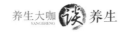

适自我之道，摄自然之生，
善养精气神，仁者自长寿！

李亚平

养生究竟是养什么？李亚平认为，养的就是精、气、神。特别是人到中年以后，所谓"年四十，阴气自半矣"，尤当顾惜、调摄、充养人体的这三宝，达到精充、气足、神旺之目的。

养生的原理是道法自然。国医大师朱良春今年已 98 岁高龄，朱老认为，真正的养生法则一定是平实的，要靠坚持的，绝不会颠覆常识，也没有捷径可走。至于什么方法好，其实不必过于拘泥，适合自己、易学可行就好。

因此，李亚平的养生方法也很普通，如几十年来坚持每天早上喝一碗米粥；站着看电视，边看边做操等。

早餐一碗粥，坚持几十年

在饮食方面，李亚平提倡一个"节"字，即要节制，有规律。

他每日三餐按时进食，除了不喜欢吃辣外，几乎什么都吃，特别是坚持每天吃早餐。"不吃早餐，容易得胆囊疾病"，早餐主要是一大碗米粥，即使出差在外，不管酒店提供多么丰盛的早餐，也一定要先喝一碗米粥。

"几十年来，我们全家都坚持早上自己熬米粥喝，现在女儿 26 岁了，身体也棒棒的。"李亚平说，平时，家里会常备点绿豆、红豆、米仁、莲子和百合等，熬米粥时有什么加什么。"米粥能滋养身体，医圣张仲景早在东汉的时候就提倡让热病患者在恢复阶段多喝米粥，以尽早康复。"

李亚平早餐一般不吃荤腥、油炸、香辣的食物，"吃了反胃，还是清淡的米粥好"。

当然，吃饭也有讲究，要细嚼慢咽。李亚平说，朱良春老师坐诊时会对每一位来就诊的病人不厌其烦地嘱咐："吃饭要规律，要细嚼慢咽，每一口饭要嚼 20 次以上，再慢慢咽下去。"因为细嚼慢咽能促进消化腺分泌，帮助食物彻底消化，有益健康。

烧菜选植物油，必须是好油

前段时间，有位患者看到网上有篇文章说，胆固醇是造成老年痴呆症的重要原因，于是发短信问李亚平，胆固醇还能不能吃？

他回复："胆固醇有它的作用，不能推论说饮食清淡就不会得老年痴呆症。饮食清淡不一定代表胆固醇低，反之亦然。凡事过犹不及，饮食结构要合理，荤素必须搭配，偏执一方肯定不妥。"

李亚平认为，饮食禁忌是相对的。一方面，胆固醇是动物组织细胞所不可缺少的重要物质，它不仅参与形成细胞膜，而且是合成胆汁酸、维生素 D 以及甾体激素的原料；另一方面，对于心血管疾病、高胆固醇血症患者，含胆固醇高的蛋黄、鱼子、猪脑和动物内脏等应少吃或不吃。饮食结构要合理，要做到食不厌精，脍不厌细，粗细搭配，营养均衡。"有的人为了减肥，常年不吃主食，只吃些蔬菜水果，这样肯定是不行的。"

另外，李亚平对烹饪用的油还是蛮挑剔的。他认为，烧菜要用植物油，而且是好的油："以前家里烧菜用茶油，后来发现有时候买到的茶油不太正宗，最近在用橄榄油。"他建议大家不要买差的油，与其吃地沟油，还不如干脆用点猪油。

也可以用肥肉熬点猪油，虽然动物油没植物油健康，但总比吃地沟油要好得多，烧菜时可以少放点。

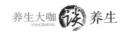

站着看电视，边看边拍打胸背

李亚平的养生之道还贯穿了一些生活小细节：

在门诊中，他经常遇到便秘、失眠患者，面对这些患者，他开得最多的一张处方是：生活要规律。按时睡觉，养成习惯，失眠就少了；每天早上起来喝杯开水，吃点水果，或按摩一下腹部，定时去蹲个厕所，基本都能养成按时排便的习惯。

他的老师朱良春有个习惯，每天站着看《新闻联播》，边看边练"拍打操"，就是用手掌拍打一下肩部、胸部和背部。李亚平平时很忙，没有特意去跑步或打太极拳，就学习老师的这套放松筋骨的方法，站着看电视，平时多干点家务，如拖地、烧菜等。

最后，就是要有一个好心态。《黄帝内经》说"百病皆生于气"，七情（喜、怒、忧、思、悲、恐、惊）过极会损害健康，所以要尽量保持一颗平常心，淡泊宁静，遇事从容，豁达宽容，"美其食，任其服，乐其俗，高下不相慕"。

女人到了更年期，要给自己加点油，减缓各种『宝贝』流失的速度

国家级名中医何嘉琳：养生不能等到老了再养

大咖名片 何嘉琳

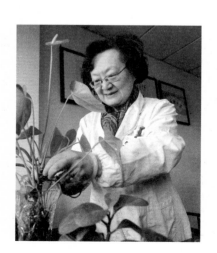

杭州市中医院中医妇科主任医师，教授，国家级名中医，博士生导师，第三、第四批全国老中医药专家学术经验继承工作指导老师，浙江省中医药妇科专业委员会主任委员。被国家中医药管理局评为全国名老中医传承工作室"何嘉琳工作室"导师，经国家中医药管理局批准成立的首批中医学术流派建设项目"浙江何氏妇科流派传承工作室"负责人。

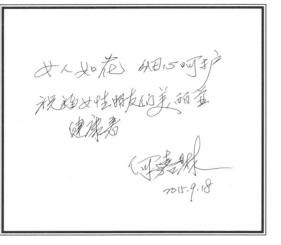

女人如花 细心呵护

祝福女性朋友们美丽而
健康着

何嘉琳

2015.9.18

想采访杭州市中医院国家级名中医何嘉琳，相当不容易，因为除了周末外，她把每天的时间几乎都给了病人。

记得去年有一次去采访，记者在何医生的诊室里足足坐了两个多小时，最后实在有些吃不消，就把凳子挪到墙边，借力休息一下。再看看何医生，除了中途起身出门一次外，在两个多钟头里，一直保持标准的坐姿。事后忍不住问起何医生的年龄，她笑笑说自己已经 69 岁了。

虽然年近古稀，但何医生的气色特别好，皮肤也很润泽，仔细瞧瞧，她的脸上和手上竟然没有一块老年斑，腰板儿也挺得直直的。这几天天冷，她穿一件黑色长款羽绒衣，提着一个黑色手提包，从背后望过去，根本猜不到她的年龄。

保养得那么好，是不是有什么祖传的养生秘方？记者跟何医生讨教养生经时，何医生哈哈大笑，说 2012 年她去香港参加学术会议时，就有香港同胞问过她。

大年三十也不熬夜看春晚

生长在医生家庭，是不是有很多饮食上的规矩？

面对这个问题，何医生仔细回忆了一下说，其实也没有那么多，倒是很多生活习惯，在那时候就养成了。

"我们家里祖辈都是医生，我年少时，爷爷、父亲、伯父都是医生，天天在诊所进进出出，我的很多生活习惯其实都是在那时耳濡目染的，比方说，食不言寝不语、吃饭细嚼慢咽、坐要端正、早睡早起作息规律等。有时候病人来，我的父辈也会这么嘱咐人家。"

何医生说，几十年来，她一直是早上6点起床，晚上10点必定睡觉。

"年轻时为了写论文，我熬过几次夜，但我发现熬夜后即使补睡也睡不好，第二天状态很差。从此以后我从不轻易熬夜，每天雷打不动地早睡，即使年三十也不例外。"何医生说，每年年三十这天家人都会泡好咖啡和茶，让她陪大家看春晚时提提神，她也不给这个面子，到点了照样要去睡觉，睡得迟了就会睡不好，补觉也不管用。

"都说'三代养贵族'，到我这里已经第四代，家里的规矩肯定多；二则大人们怎么做，我们小孩子都是看在眼里，也跟着学，很多好的生活习惯从小就养成了。"

第一次例假吃了一只乌骨鸡

"当中医的好处就是知道怎么调理身体。小时候，爸爸常常给我们调理，现在我也可以给自己调理。比方说前几天喉咙痛了，我就给自己找点西洋参吃吃；夏天燥热，我就会吃点铁皮枫斗晶；秋天吃点燕窝；立冬以后吃根野山参。"

何医生说，记得第一次来例假时，她爸爸特意托人从江西带来一只乌骨鸡，当时，爸爸的月工资才三四十块，一只乌骨鸡就要5块钱呢。

"那个时候，小姑娘来例假，经济条件许可的话，家长都会给她吃一只乌骨鸡，可以补气血。有的医生还让病人把乌骨鸡的骨头烤成灰，一起吃下去，不能浪费。"

何医生说，炖乌骨鸡的时候还会放一些中药，比如当归、红枣、黄芪、枸杞子，当归有补血活血、调经止痛的作用，黄芪有补脾益气、补肺固表、利尿消肿的作用，枸杞子有补肾益精、养肝明目、补血安神、生津止渴的作用。

"我爷爷常说，葱、韭、大蒜都是刺激性食物，来例假了，这些东西最好不要吃。"

何医生说，另外，"坐月子"的说法，好像只有我们中国有，中医还特别重视产后保养，主张产后"宜温"，恶露没清，很多东西都不能吃。"我生孩子的时候，洗手、洗脸都是用热水，前半个月没吃过水果。家里人给我烧了鲫鱼汤、三鲜汤，这两例汤，有助消化，也有发奶的作用。"

冬天吃膏方，睡前喝杯奶

"我们家几个孩子，包括我父母，都挺瘦，只有我比较胖，因为我吃东西挺随便，荤素都吃。现在很多小姑娘为了减肥不吃荤菜，其实这是不对的，荤菜里含有胶原蛋白，对皮肤好。你看我，到现在都没长一块老年斑。"

何医生说，自己在40岁以前基本不吃保健品；40岁以后，冬天感觉手脚有点冷，当时给自己开了膏方吃，很快就有了改善，以后每年都会吃一点。

"人到了一定的年龄，各方面机能都会走下坡路。特别是女人，40岁以后，雌激素水平下降，身体开始发胖，肚子也会胖一圈，个子慢慢变矮了，这个时候骨骼里的钙质已经开始一点点流失。所以女人到了更年期可以给自己加点油，减缓各种'宝贝'流失的速度。"

每天晚上睡觉前，何医生会喝一杯热牛奶，这个习惯一坚持就是几十年。她倒不会再去吃钙片，因为这样会引起便秘，还有结石的危险。

对于早餐，她也有讲究。为了保持好精力，她会在牛奶里泡麦片，用小火煮开后再打只鸡蛋进去。每天早上还会吃两颗核桃来补脑，即所谓"以形补形"。黄梅天湿气重，何医生会煮米仁红枣枸杞粥喝。"到了我这个年纪，很多人都会缺钙，但我没有，注重饮食调养也许是一个原因。"

周末最爱享受西湖的山水

"我18岁开始学医，至今已经从医52年，到现在都没停下来，一直都很忙。幸好家庭没什么后顾之忧，工作上，我也经常说自己选对了专业。我这里经常有病人来，有的人做试管婴儿很多次都没怀上，到我这里吃中药，半年后怀上了，病人开心，我也很高兴。从事我这个专业，看到的都是让人高兴的事情，你说是不是？"何医生虽然每天有看不完的病人，不过她始终乐呵呵的。

许多同事看她忙忙碌碌，似乎从没有锻炼身体的时候，何医生说，其实大家都想错了。周日的时候，她和老伴经常开车去茅家埠散步，在那里一待就是一个上午。冬天的时候，走1个多小时到曲院风荷，泡一杯龙井茶，晒晒太阳，看看报纸；夏天的时候，去孤山后面的里西湖，在绿荫里走走，心里什么负担都没有了。

"我也经常跟我的病人说，周末那么好，不要待在家里，去看看外面的风景，也是一种修行。"

名中医郑小伟有两大夏季养生绝招

山药大米粥养肺
咽爽汤利咽，

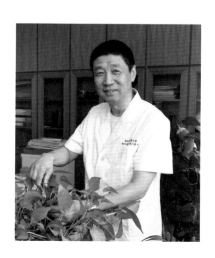

大咖名片 郑小伟

浙江中医药大学教授、主任中医师、博士生导师，著名国家级名老中医陆芷青教授的学术继承人。现任世界中医药联合会养生康复专业委员会常务理事、全国中医诊断学专业委员会副主任委员、浙江省中医药基础理论专业委员会主任委员、浙江省中西医结合呼吸病专业委员会副主任委员、浙江省中医药养生康复专业委员会副主任委员。

炎炎夏日，身边有不少同事、朋友因上火感觉嗓子疼，于是大家经常相互打听，有没有利咽润肺的好方法。其实，在杭州就有一位养生大咖对保养咽喉特别有心得，在学生和老师中有口皆碑，他就是浙江中医药大学教授郑小伟。

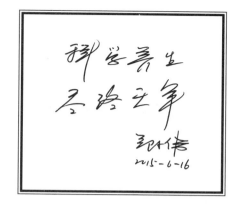

上周六，记者还没走进郑教授的诊室，就听到里面传出很多咳嗽、清嗓子的声音。郑教授说："这个时节咽喉出问题的人特别多，从春季到夏季，吭吭咳咳各种难受。来找我的人，我都会建议他们喝一喝我的清咽秘方汤。"

从土牛膝到咽爽汤

郑教授说，他在浙江中医药大学从事教学工作近 30 年，咽喉炎已经成了他的职业病。

"20 多年前教师人才紧缺，学校上课任务又很繁重，我经常感到嗓子不舒服。为了缓解不适，我就给自己开了个茶方，将土牛膝、枸杞子两味中药，像茶叶一样泡在杯子里随身带。这个方子，我一直用到现在。"郑教授说，这个方子，也经常被身边那些咽部不太舒服的老师和学生拿去用，平时泡来喝一喝，当做日常保健，养阴利咽的效果相当好。

"'咽爽汤'这个名字是我的一个学生取的，因为他喝了以后感觉喉咙倍儿爽。正因为这个'爽'字突出了这个方子的精髓，所以我就保留了下来。"郑教授说，如果咳嗽、咽部异物感比较明显，就可以喝喝咽爽汤。咽喉异物感明显的人基本上是痰湿质，中医说起来就是黏腻不爽，如果把痰湿去掉了，自然会神清气爽。

如今，咽爽汤经过郑教授的改良，其基本成分为金银花、木蝴蝶、丹参、土牛膝、枸杞子、忍冬藤，郑教授一天喝上三四次，每次 80 ～ 100 毫升。

"当然，如果用这个方子还没有明显改善的话，估计就得喝我的痒咳宁了，这个方子也是我从多年经验中总结出来的，我的一个学生正在对此方做现代药理学分析。不过这里面的中药药力比较强，要经过不同配伍才能适用于不同人群，不能随便拿来喝。"

归纳了四点咽喉炎特征

"从春天到夏天、从雾霾到梅雨，这几个月下来，很多人感觉喉咙又痒又难受，不是痛就是堵，好像一直没舒服过，这就是咽喉炎啊！"

郑教授说，许多人以为咽喉炎不是什么大毛病，所以不重视它，这其实是一个很大的误区。"咽喉是人体与外界相通的枢纽，是防御要道，咽喉长期发炎，不仅会造成局部的功能障碍，而且会波及气管、肺等邻近器官，成为健康的隐患；如果不及早处理，任其发展，还容易诱发中耳炎、气管炎、鼻窦炎或肺炎，甚至导致心、肾功能损伤。"

郑教授自己得过咽喉炎，结合多年的临床经验，他对咽喉炎的特征做了个总结，归纳了以下四点：第一，嗓子特别痒，痒了就咳；第二，主要是干咳，也就是咳嗽时没有痰或者痰很少，有时伴有咽干口燥；第三，嗓子里面有咽不下、吐不出的异物感，总感觉有什么东西堵在里面似的；第四，早晨刷牙的时候总觉得嗓子特别不舒服，好像憋着什么东西，一刷牙、一漱口，都要恶心甚至干呕。

"这些特征因人而异，轻重不一。有的人只有一两个症状，有的人则四个都对得上，这些人十有八九就是慢性咽喉炎病人。"郑教授说，咽喉炎病人还特别容易感冒，一旦感冒了，上面这些症状就会没完没了地出现。

夏天喝山药粥补气养肺

"好身体是要靠保养的！"虽然年近花甲，郑教授依然容光焕发、体态匀称，走起路来步伐矫健，说话时声音铿锵有力。

平时在家里，郑教授做的菜比较清淡，如果家里没有客人，他做菜时绝不会放味精，买的菜也是以新鲜蔬菜为主，少荤多素。到夏天的时候，他还会特别煮一锅山药大米粥。

"山药听说过吧？菜场里就能买到。山药可以补肺、益肾、健脾，温阳补气，夏天尤其适合用来养生。"郑教授说，熬山药大米粥非常简单，把100克山药、100克大米一起放到锅里，再加清水煮成粥就可以了。"对一些年纪大、身体底子虚的人，还可以加一点黄芪、太子参，这样补肺气的功效更好。夏天喝喝粥不仅可以补阳气，而且可以提高脾胃的运化功能，同时还能预防中暑，一举多得。"

郑教授说，夏天在补气的同时还要注意养阴。坐门诊的时候，他一有空就马上喝水，他说，夏天咽部水分蒸发得更快，所以一定要多补水。"条件好一点的时候，我会在水里加一点铁皮石斛花，这样就有养肺气的效果了。一般老百姓可能会认为铁皮石斛对滋阴有好处，实际上铁皮石斛花更管用，它不仅有滋阴润肺的功效，还能够宁心解郁，在夏天烦闷的天气里，最适合泡茶喝了。"

对于夏天补水，他还要多说两句："有些人在口渴的时候喜欢拼命喝水，这样非但不能消暑解渴，而且可能引起水中毒。其实消暑最好喝10摄氏度左右的淡盐水，这样才能做到健康有效地补水。"

大咖口述 ## 三伏贴和夏季膏方要好好利用

夏季是扶助人体阳气、增强免疫力的最好时机，我在门诊做冬病夏治已经几十年了，自己每年也不会落下。

冬病夏治在老百姓口里叫作"三伏贴"，就是利用农历的三伏天（一年中阳气最旺的时候）来增强人体的免疫力。我平时专门看呼吸系统疾病，冬病夏治对预防咽喉炎、哮喘、老慢支、鼻炎等疾病特别有效。

每年到了三伏天，我自己也会吃点夏季膏方，做个穴位敷贴，以增强免疫力，给身体做好准备，来预防秋冬寒冷季节的呼吸道疾病。

其实冬病夏治不仅能预防呼吸道疾病，对养生保健的好处也很多。年纪大的人都知道一句话："常按足三里，胜吃老母鸡。"我常和病人开玩笑：给你的足三里贴两张膏药，家里的老母鸡都省得买了。

名中医施仁潮教你吃出健康

食物也有『四气五味』

天有四时，体有寒热，

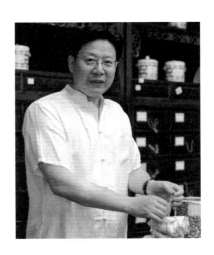

大咖名片　施仁潮

　　浙江省立同德医院主任中医师、硕士生导师，浙江省中医药学会营养与食疗专业委员会主任委员，中华中医药学会科普分会常务委员，国家中医药文化科普巡讲团专家。先后承担国家"十五"、"十一五"等课题，取得10余项科技成果，著有《骨关节病中医保健》、《胃肠病中医保健》《家庭食疗600问》等科普图书。

很多同行和患者看施医生平时工作安排得满满的,还要发微信(公众号"老中医施")、写书,都好奇地问他:"您是怎么保健的? 气色这么好,精力这么旺盛。"

施医生说, 其实自己还是蛮注重养生的, 特别是在吃的方面很讲究, 会根据食物的四气五味来选择。

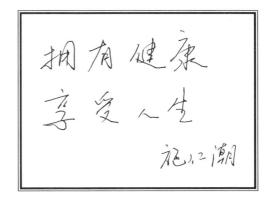

他自己体质偏寒, 所以平时基本不吃苦瓜、莲藕、紫菜等寒性的食物, 夏天也不喝冷饮、不吃冰镇食物, 渴了就喝温开水。

另外, 夏天到了, 他推荐大家可以吃点米仁, 如米仁煮粥、米仁炖排骨、米仁冬瓜羹等, 都是很不错的。

四气五味: 食物也有自己的"品性"

有一味中药叫作五味子,它的皮肉甘酸,核中辛苦,还有咸味,故而得名。不仅是中药, 日常的食物也一样, 都有自己的四气五味。

四气, 指寒、热、温、凉四种不同的药性, 又称四性; 五味, 指酸、苦、甘、辛、咸五种不同的药味。这里面大有学问。

有的人一喝牛奶就会拉肚子, 有的人如果头天晚上吃青菜、紫菜, 第二天的粪便中就会夹有食物残渣, 这样的人实际上是体质偏寒, 不宜吃寒凉的食物; 相反, 有的人一吃羊肉、姜、葱、蒜就会上火, 这样的人多半有内热, 应该多吃凉性的食物。

《黄帝内经·素问》在论味与健康的关系时说"谨道如法, 长有天命", 这个法, 就是指科学选取食物的五味。

还有, 春夏养阳, 饮食上就要注意适度温热, 以助阳气生发; 而吃冷饮、冰镇食品, 与时令饮食保健相悖。

前些天, 有患者来找施医生看病, 她说, 为了祛斑, 将菊花、丝瓜络用

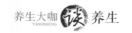

开水冲泡着喝，结果喝了两天就感到肚子痛，但自己体不寒，还易上火。

"这就要考虑时令养生，需温需热。"施医生说，每个人都可以做最好的医生，只要能够注意自己的饮食起居，该温则温，该凉则凉，完全可以免除服药之苦。

四气：温、热、寒、凉

温性食物有刀豆、芥菜、香菜、南瓜、桂圆肉、杏、桃、石榴、乌梅、荔枝、栗子、大枣、核桃肉、鸡肉、猪肝、猪肚、鲢鱼、海参、鳝鱼、虾、麻雀等。热性食物有韭菜、葱、大蒜、生姜、小茴香、辣椒、花椒、羊肉、狗肉等。

温性和热性食物的功用是温阳散寒，适宜于寒性体质及寒性病证，如面色苍白、口淡不渴、手足四肢清冷、小便清长、大便稀烂等。

凉性食物有茄子、萝卜、冬瓜、丝瓜、青菜、菠菜、苋菜、芹菜、荞麦、米仁、绿豆、豆腐、梨、枇杷、菱、茶叶、蘑菇、鸭蛋等。寒性食物有豆豉、马齿苋、苦瓜、莲藕、番茄、柿子、茭白、笋、甘蔗、西瓜、黄瓜、香蕉、桑葚、荸荠、田螺、蟹、紫菜、海藻、海带等。

凉性和寒性食物的功用是清热泻火，适宜于热性体质及热性病证，如面红目赤、口干口苦、喜欢冷饮、小便短黄、大便干结等。

凉性和温性食物一般人都可以食用，不会对人体造成伤害；而寒性和热性食物就不同了，寒性食物的适宜对象是热证，热性食物的适宜对象是寒证，需要对证选食，否则，体质差的人，或体弱时，就容易得病或使病症加重。

五味：酸、苦、甘、辛、咸

辛入肺，辛味温通，能散能行，能刺激胃肠蠕动，增加消化液的分泌，促进血液循环和新陈代谢，常见食物有姜、葱、大蒜、香菜、洋葱、辣椒、花椒、茴香、韭菜、酒等。

酸入肝，酸味能收能涩，体虚汗出、肺虚久咳、久泻久痢、遗精滑精、遗尿尿频、月经过多、白带不止等，食之有辅助治疗作用，常见食物有醋、番茄、马齿苋、赤豆、橘子、橄榄、杏、枇杷、桃子、山楂、石榴、乌梅、荔枝、葡萄等。

甘入脾，能补能和能缓，有滋补和中、调和药性及缓急止痛的功用，许多食物，从五谷杂粮到肉食、果蔬，大都味甘，所以能养身，补益脏腑功能。

苦入心，苦味能泄能燥能坚，可以辅助治疗热证、火证、气逆喘咳、呕吐呃逆、大便秘结等，常见食物有苦瓜、茶叶、杏仁、百合、菊花、白果、桃仁、槟榔等。

咸入肾，咸味能通下，能软坚，有助于通便、消散结块，常见食物有盐、海带、海藻、紫菜、海蜇、海参等。

大咖口述 我是这样选择食物的

我自己体质偏寒，吃得不当心大便次数就会增多，所以我基本不吃寒性食物，夏天不吃冷饮，口渴了喝温开水，正好顺应了春夏养阳的饮食养生要求。

进入梅雨天了，湿气盛，接下来是盛夏，热盛湿也重，反映在人体上，有湿的人表现为口中发淡、发腻，吃饭没味道，大便稀薄，解而不净，这就需要祛湿，吃米仁是很好的选择。

许多人认为米仁难以煮酥，吃起来口感不好，我告诉大家一个方法：先将米仁加水浸泡半天，再放到高压锅中蒸到戴帽鸣响3分钟，关掉火，等凉后倒出，再与其他原料一起烹饪。煮过的米仁，可加米煮粥，也可加大枣、山药等炖煮食用。喜欢喝豆浆的朋友，可将生米仁加到黄豆或杂粮中磨豆浆喝。

用米仁作菜肴时，先经过浸洗、高压锅蒸，再与各种食物炖煮，如做成米仁炖猪肘、米仁炖排骨等。米仁和芹菜烩炒时，点点米仁散落在嫩绿的芹菜上，有个好听的菜名——蚂蚁上树。

每天两斤牛奶，一喝就是24年

『牛奶达人』夏永良

浙江省中医院有位皮肤超好的

大咖名片 夏永良

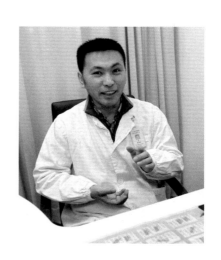

浙江省中医院中医内科副主任中医师、副教授，医学科学与临床（师承）双博士学位。浙江省中医药学会内科分会常务委员兼秘书、老年病学分会委员。出身于辽宁新民"天一堂"五代中医世家，2008年5月被批准为第四批全国老中医药专家（国家级名中医、浙江省中医院陈意教授）学术经验继承人。

据说，浙江省中医院有一位养生大咖，他每天要喝两斤牛奶，皮肤好得让女孩子都羡慕。经多方打听才知道，原来这位牛奶达人就是中医内科副主任中医师、中医学博士夏永良。提起他，医院内几乎无人不识。

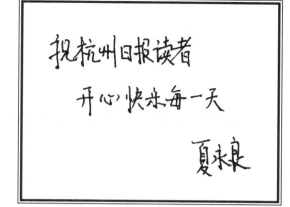

"他皮肤很好，46 岁了看上去还像 30 出头，人整天乐呵呵的，还有不少不知情的人要给他介绍女朋友嘞。"身边老同事的一句玩笑话揭开了一个谜底，原来，夏医生超爱喝牛奶，24 年来，每天都要喝掉两斤纯牛奶。问他为什么对牛奶那么执着，他说，牛奶能滋阴润燥，喝了对喉咙、皮肤好，给学生讲课不用话筒，每天坐门诊精神也倍儿棒。

24 年来牛奶当水喝

夏医生今年 46 岁，2001 年从沈阳来到杭州，一问他每天喝两斤牛奶的事，他哈哈大笑起来。"我们家几代人都是中医，我爸妈都喜欢喝奶，上世纪 70 年代牛奶很少，我们就喝羊奶。我记得小时候经常去别人家帮爷爷取羊奶，他活到 95 岁才去世。到 90 年代牛奶多了，我就开始改喝牛奶，一喝就不可收拾，养成了习惯，少喝一天都不舒服。"

夏医生说，他一直把牛奶当成水来喝，一开始每天喝半斤，后来改成早上喝一斤，晚上喝一斤。他买的牛奶，就是超市里的国产常温奶。

"从 1991 年开始喝牛奶，至今我已经喝了 24 年，比较适应了。我们家经常要去超市采购，买许多一升装的常温奶回来。有人说，现在的牛奶不安全，但中医讲'过则为害'，我觉得只要掌握一个度就没问题。除了我自己喝牛奶外，我爱人和儿子也受我的影响，喜欢喝牛奶。"

每天早上，夏医生会吃一碗爱人做的小米粥，再来一根海参、一只鸡蛋、

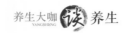

一个飞饼，然后喝上一斤牛奶。"平时上班太忙，午饭一般不会准点吃，所以我很重视早饭，早餐吃好、吃饱才有精神。"

睡觉前半个小时，夏医生还要再喝一斤牛奶，这样每天就要喝掉两斤奶。

"同学中皮肤比我好的没几个"

与同龄人比，夏医生的皮肤红润而有光泽，眼角几乎没有鱼尾纹，虽然这与遗传、后天保养和心态有关，但肯定也有牛奶的功劳。

夏医生很忙，有时两个月都没得休息，每天至少要看100位病人。"看病就得不停地说话，可是我并不感觉口渴，最多喝点水润润喉，其他时间还要上课。在100多人的大教室里，我讲话从来不用话筒，精力充沛，也从没得过咽喉炎。不谦虚地说，同学中皮肤比我好的没几个。"

看门诊的时候，夏医生也会和病人介绍，如果肠胃适应的话，可以试着喝喝牛奶。"年轻人工作辛苦，习惯熬夜、加班或者过各种各样的夜生活，容易伤害体内的津液，而喝牛奶可以滋阴润燥，使体内的津液充足，这样气色、皮肤润泽度都会好起来。另外，从现代医学的角度来讲，牛奶含钙量高，老年人喝了能缓解缺钙现象。有的人喜欢吃冬虫夏草等名贵补品，我常和病人开玩笑，吃冬虫夏草就像吃'金条'，还不如喝牛奶来得经济实惠。"

夏医生说，他是学中医的，从中医理论上分析，牛奶可以治消渴病（就是西医所说的糖尿病），因为它营养丰富，利于吸收，而且不会给人体造成多余的负担。特别是冬天，外面寒冷，室内开空调偏热，人体更容易干燥，所以用醇厚的牛奶润燥再好不过了。

饭后煮透放凉再喝

"有病人也学我喝牛奶，过了一段时间来问，皮肤怎么还没变白？"夏医生说，其实不是所有人喝了牛奶都会变年轻。"有的人喝牛奶会上火，这和体质有关。牛奶适合阴亏的人喝，肝火旺的人自然不适合。另外，喝牛奶贵在坚持，如果坚持半年到一年，就能感觉出效果。"

还有人问，为什么一喝牛奶就会拉肚子？夏医生说，南方的老百姓离江河湖海近，离大草原远，所以吃鱼的人多，喝牛奶的人相对较少，不少人一喝就容易拉肚子。而北方人则相反，他们喝牛奶很少有拉肚子的，内蒙古人甚至把奶当水喝，朋友见面就会沏杯奶茶来喝。这可能和适应性有关。

喝牛奶，首先肠胃要好，脾虚的人喝了容易腹泻。对于肠胃好的病人，如果偏阴亏、缺钙、虚弱的，夏医生会推荐他们试着喝牛奶。有人喝了半碗就感到腹胀，那就先喝 1/4 碗，即 150 毫升，感觉舒服的话再加一点，慢慢适应。

"我从来不喝冷牛奶，一般都是煮过后放温了再喝，也不会在牛奶里放糖或者别的东西。另外，牛奶不要空腹喝，要饭后喝。我晚上不起夜，可以在睡前喝奶。但有的人晚上要起夜四五次，睡前喝奶反而睡不好，那样的话不妨把喝奶时间提前，比如 11 点睡，可以在 9 点半喝奶，等尿完再睡。"

大咖口述 **我为什么这么年轻**

我为什么这么年轻，喝牛奶只是其中的一个方面。

除了喝牛奶外，我从来不吃名贵的补品。每天的午饭，是一杯爱人榨的杂粮汁，里面有核桃仁、红枣、黑芝麻、葡萄干、米仁、黑豆、白木耳、黑木耳、赤豆，包括了各种碳水化合物和蛋白质，够营养；晚餐荤菜我只吃鱼，其他就是青菜、土豆、白菜、青椒等蔬菜，外加一小碗米饭；睡前再喝一斤奶，一个晚上也不会饿。

除了饮食外，养生还要养心。在医院里，每天面对的都是愁眉苦脸的病人，心情也不会太好，这时我就会自我调节，凡事看得开，乐呵呵地过。想想那些在室外干体力活的人，我在室内坐着等病人上门，已经很舒服了。

以前，我会去健身房锻炼，但现在太忙没有时间。现在累了我会听听最喜爱的京剧，或者在家里举举哑铃，或者出去走一走，这样整个人心情就愉快了。工作紧张、压力太大容易导致阴虚，所以心态要放平和。

肿瘤患者如何养生

浙江省立同德医院院长柴可群谈

能吃虾、鸡等『发物』吗？

虫草等滋补品吗？

肿瘤患者能吃人参、

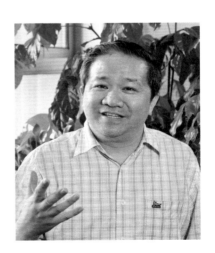

大咖名片　柴可群

医学博士，浙江省级名中医，政府特殊津贴专家。现任浙江省立同德医院（浙江省中医药研究院）院长，主任中医师、教授、博士生导师，浙江省中医药学会副会长，浙江省中西医结合学会副会长。从事中医药防治肿瘤的临床与科研工作近30年，系国家临床重点专科中西医结合肿瘤专科和国家中医药管理局"十二五"中西医结合肿瘤重点专科学术带头人。

根据杭州市卫生计生委公布的数据，杭州市恶性肿瘤的平均发病率为340.26/10万，也就是说，差不多每300个人中就有1个恶性肿瘤患者，每年因恶性肿瘤去世的人占总死亡人数的1/3。

那么，恶性肿瘤患者应该如何养生？如何尽量避免恶性肿瘤复发并延长生存期？

治未病始于健康的生活方式和良好的心态。

柴可群

浙江省立同德医院院长柴可群认为，恶性肿瘤患者的饮食与常人一样，要做到均衡营养。在保健品选择上，要根据不同的体质以及疾病的不同阶段，在医生的辨证指导下选用。柴院长还建议恶性肿瘤患者终身服中药，并介绍了"柴氏中医肿瘤"的抗癌四法：健脾补肾，化痰解毒，疏肝解郁，温阳散寒。

滋补品乱补反而可能伤身

有个朋友的父亲患了肺癌，做了手术和放疗后身体比较虚弱，于是，朋友就买了根人参给父亲补补，谁知，第一盅参汤喝下去，当晚就流鼻血了。朋友很纠结，剩下的参还能不能让父亲继续吃？

柴可群说，他的观点是肿瘤患者不要乱用滋补品，如果要用，最好选汤药，因为中药是"一人一病一证一方"，辨证治疗。如果非要吃滋补品，就得根据不同的体质以及疾病的不同阶段，并在医生的辨证指导下来选用，不能跟着广告走，不能跟着口口相传走。

"该患者选了热性的人参，而肺癌患者总体是气阴虚，理论上需要益气养阴，以平补为宜。还有些患者手术、放化疗后经常吃甲鱼，这也是不合理的，因为很多肿瘤患者都有舌苔厚腻，此时应该益气温阳化湿，而不是养阴，养阴的东西往往是滋腻的，吃多了会出现肚子胀满。"

还有铁皮石斛，其味甘，性微寒，确实有生津养胃、滋阴清热的作用，但是它的适应人群是阴虚者，而体虚痰湿者的脾胃功能普遍较弱，加上大部分滋补品都要通过脾胃运化，他们吃铁皮石斛等于火上浇油。

门诊中补错的患者并不少见，特别是进入秋冬季节，杭州人有冬令进补的习惯，这样的事情很容易发生。铁皮石斛、冬虫夏草、燕窝、人参等滋补品肿瘤患者可以选用，但要在辨证的基础上、在医生指导下选用，不能乱补。否则浪费钱财不说，还可能伤身。

肿瘤患者能吃"发物"吗

有的患者想吃点滋补品补补，而有的患者连日常饮食都要控制，这是为什么呢？

有的肿瘤患者认为，吃得太好，蛋白质摄入过多，反而养大了肿瘤细胞，所以要节制饮食，最好能饿死肿瘤细胞。这样的方法可取吗？肿瘤患者应该怎样合理安排日常饮食？

柴可群说："这个方法肯定是不可取的，不能因噎废食，本末倒置。肿瘤患者的饮食和常人一样，要均衡营养。霉变腌制的食物不能吃，辛辣刺激的食物要有选择性地吃，少吃盐，多吃粗纤维。如果有高血压、糖尿病等基础疾病，也要结合病情来选择食物。"

很多人问，肿瘤患者能吃"发物"吗？所谓"发物"，从现代营养学角度看，是少数具有过敏体质的人在食用后会引起过敏反应的食物。民间所称的"发物"有鱼、虾、鸡等富含高蛋白的食物，这些食物对肿瘤患者来说是极佳食物，能保证患者体内所需的营养，因此，大多数从未发生过敏反应的肿瘤患者无须忌食这类食物。

柴可群说，总体来看，不论是预防肿瘤还是肿瘤患者的术后养生，饮食方面都应做到以下几点：

均衡营养。合理安排饮食，保证机体有充足的营养供给，可以使气血充足，五脏六腑功能旺盛，抵御致病因素的力量就强。

饮食有节。饮食要定时定量，做到早饭宜好，午饭宜饱，晚饭宜少，进食宜缓。

饮食有洁。饮食不洁是引起多种胃肠道疾病的元凶，如痢疾、寄生虫病等，若进食腐败变质的食物还可能导致中毒，引起腹痛、吐泻等。

四季饮食。饮食要根据四季的气候特点，顺应四时，如冬吃萝卜夏吃姜。夏季炎热，人们往往过食寒凉，或吹空调过冷过久，就容易损伤脾胃阳气，这时喝一点姜汤可起到散寒祛暑、开胃止泻的作用。冬季人们的活动相对较少，此时若进食萝卜，具有清热化痰、消积除胀的作用。

肿瘤防治应把握四个要点

柴可群认为，除了饮食外，肿瘤防治还要把握以下四个要点：

情志。情志可以致病，也可以治病。"恬淡虚无，真气从之；精神内守，病安从来？"因此，平时可以通过音乐、书画、垂钓、跳舞、养花等来颐养性情。

环境。平时应注意通风除尘、温湿相宜。雾霾天，运动应适时，因为时间太长会吸入太多有害物质，反而不利于健康。

运动。"动则生，静则息；动则不衰，用则不退。"可选择太极拳、五禽戏、八段锦、导引、叩齿漱津等，不但能活动筋骨，而且能疏通经络、调理脏腑，有很好的养生保健作用。

起居。要做到起居有常。夜半阳气尽而阴气盛，则目瞑；白昼阴气尽而阳气盛，则寤矣。

"柴氏中医肿瘤"的抗癌四法

恶性肿瘤的治疗方法包括手术、放疗、化疗、内分泌治疗和中医中药治疗等。"根据浙江省抗癌协会最新调查统计，浙江省抗癌明星中有74.9%的人长期坚持服用中药，所以，我建议恶性肿瘤病人应该像心脑血管病等慢性病患者一样，终身服用中药。"柴可群说。

他解释，得了恶性肿瘤后，首先考虑的是放化疗等西医疗法，在第一时间消除局部病灶，这是毫无疑问的，但手术、放化疗等治疗手段会影响患者的正常生理功能，抗肿瘤药物的使用会加重人体肝脏、肾脏的负担，同时出现的各种毒副反应也不利于提高疗效和恢复机能。

柴可群将自己多年的临床实践经验提升为"柴氏中医肿瘤"的抗癌四法，即培本、化痰、解郁、温阳。

培本：健脾补肾，增强正气。通过增强患者自身的免疫力来改善肿瘤微环境，达到抗癌抑癌、减轻放化疗毒副作用的目的。

化痰：化痰散结，祛除癌毒。通过去痰化湿来保持气血通畅，以期加强攻邪抗癌的作用，缩小或稳定瘤体，延长生存期。

解郁：疏肝解郁，调节情志。注重调节情志，使肝气得以疏泄，气血津液运行通畅，经脉疏通，并运用心理测评表进行评价，以提高患者的生活质量。

温阳：温阳行气，消散寒凝。温煦阳气，强壮气血，可以抑制肿瘤的扩增、复发或转移。

他举了个例子——肿瘤放化疗毒副作用的中医药解毒三步法：在放化疗前宜益气培土，补阴敛阳，可用四君子汤、黄芪建中汤等；在放化疗中宜和胃降逆，健脾调中，可用香砂六君子汤；在放化疗后宜温阳补气，祛瘀生新，可用十全大补汤等。

一年两根野山参，
空了还绣十字绣

国家级名中医徐志瑛的养生经你一定得看

大咖名片 徐志瑛

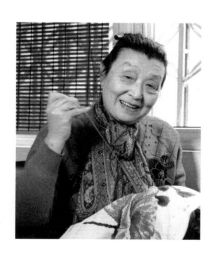

　　主任中医师、教授、硕士生导师。曾任浙江省中医院院长，浙江中医学院中医系主任，浙江省中医学院附属医院、浙江省中医院、浙江东方医院大内科副主任和中医内科教研室主任。1997 年被评为浙江省级名中医，同年被指定为浙江省名老中医药专家学术经验继承指导老师；2002 年被评为全国名老中医药学术经验继承指导老师；2006 年获全国首届中医药传承特别贡献奖。

法于阴阳
和于术数
食饮有节
起居有常
不妄作劳
度百岁乃去
乙未年 徐志瑛 中

"秋冬天气管炎反复发作怎么办？""过了冬至还能吃膏方吗？""名中医们有哪些不为人知的养生经验？"最近这段时间，天气就像坐过山车一样，碰到的朋友或同事，都会向我抛些问题。

养生虽然是门很深的学问，却人人都能做，《杭州日报》"养生大咖"栏目首期采访，我们走进了国家级名中医，浙江省中医院原院长、呼吸科主任中医师徐志瑛的家，向她讨教养生经。

我为什么睡得这么晚

徐志瑛今年 76 岁，天天晚睡早起，家里、医院两头坐诊，看病人写医案，眼不花耳不聋，身体比年轻人还棒。就像她所说的，每位中医师，都有自己独到的养生方法。

"我每天半夜 12 点睡，第二天早上 6 点起床，中午也不午休，身体还不错。"徐志瑛说："可能你会问，很多人都说，养生就是要早睡早起，不能错过晚上 11 点到凌晨 1 点的黄金睡眠时间，你怎么睡得这么晚？其实我觉得睡得晚一点不是问题，但人的作息一定要有规律，这点更重要。每天的睡眠时间，在保证睡眠质量的情况下，一天睡上 6 个小时就够了。"

徐志瑛说："很多年轻人熬夜后体虚，在一定程度上是生活不规律导致的。不管生活还是饮食，都要做到定时定量，不能超多，不要因为前一天熬夜，第二天就猛睡到中午，还是要做到按时起床，中午稍微补睡一下即可。"

就这样，即使每天有看不完的病人、写不完的医案，徐志瑛依然保持旺盛的精力，空下来还完成了好几幅大型十字绣作品，让身边的人啧啧称奇。

过了冬至也能吃膏方

徐志瑛退休后一直坚持坐门诊，平时也在家里给病人看病，来找她的，大多是有呼吸道问题的重病人。

"原有呼吸道疾病的人，这个季节容易发，其实膏方调理是不错的。"在徐志瑛的病人中有位70多岁的退休老领导，他患有老慢支，舌苔很厚，还常常感冒。

"年纪大了，肺功能下降是必然趋势，这时走路也会气急，还可能变成肺气肿。在治疗后病情稳定时，我让他吃两个月的膏方。"

许多人以为，错过了冬至，再吃膏方就没有意义了。针对膏方，徐志瑛还专门写过一本书，她的观点是，膏方一年四季都能吃，错过时间也没关系。比如现在吃，可以把汤剂改为膏剂。

"有呼吸道疾病的人，如哮喘病人，膏方起码要吃3年。"徐志瑛说，膏方是一种长期治疗的方法，它的首要作用不是补，但如今很多人把补药放进去，这完全没有必要。"我自己也吃膏方，如果需要补，可以把炖好的参汤或者虫草水一起冲进去。"

冬夏两季都吃根野山参

徐志瑛说，40岁以后，人就到了衰退阶段，50岁以后肝衰，60岁以后心衰，70岁以后脾衰，80岁以后肺衰，90岁以后肾衰，100岁以后经脉都空了。要长寿，就要根据年龄来选择合适的保养方法，这就像运动不一定要选择跑步的道理一样。

"我在冬夏两个季节都会吃野山参。一般冬至以后开始吃，一支6克左右的野山参分成三次煮水吃。第一次吃须，吃两天停一周；第二次吃中下段，吃三天停一周；第三次吃参头，吃三天停一周。夏天，则在头伏、中伏、末伏各吃一次。"在徐志瑛看来，一支野山参，至少能管半年，不吃野山参，也可以吃白参或别直参。

每天早上，徐志瑛还会在牛奶或豆浆里放一大勺自己打好的核桃、芝麻、三七粉。核桃肉润肺、补肾，芝麻润肠、补脑、乌发，一年四季都可以吃。

"60岁以后，不管男女，基本都会阴亏，我就是阴亏血瘀体质，口干、舌苔少、潮热。除了这个食疗方外，也推荐老年人吃铁皮枫斗。由于里面含有西洋参，胃寒的人可以买纯的枫斗来煎水，每次取30克，煮水1小时以上当茶喝。喉咙不好的人也可以用柚子皮煮水喝，有化痰效果。"徐志瑛说。

大咖面对面

问：哪种锻炼方式最好？

徐志瑛："百练走为先"，每天坚持走1万步，或每天快走30～60分钟，会受益终身。爬楼也是一项好运动，能增强心脏功能、减肥、防治高血压。还有乾隆皇帝的养生术，即齿常叩、津常咽、眼常运、耳常弹、鼻常擦、脸常搓、肢常伸、腹常旋、肛常提、脚常磨。

问：听说生吃泥鳅能治病，这种方法科学吗？

徐志瑛：采用食物治疗疾病，如吃大蒜、穴位敷贴等方法，是中医常讲的食疗和经络穴位法，对于物理、化学检查后没有器质性疾病的人，可以起到保健作用。《黄帝内经》也说："五谷为养，五果为助，五畜为益，五菜为充，气味合而服之，以补精益气。"这些都指出人要健康，必须平衡膳食。生吃泥鳅来治病，我认为是不科学的。泥鳅是一种很好的溪中鱼，肉嫩味美，容易消化，也能吸收，但若生吃，就很可能将寄生虫带入人体，也可能会发生其他疾病。

问：冬季，老年人应该吃些什么食物来养生？

徐志瑛：传统医学认为，冬季由于北风凛冽，大地封冻，老年人的阳气偏弱，阴寒日盛，可以导致许多疾病的发生，如风寒湿证、胃脘疼痛、咳嗽哮喘等，因此，在老年人的饮食安排上，要以补阳驱寒为原则加以调理。适宜老年人冬季食用的食物主要有羊肉、牛肉、海参、甲鱼、乌龟、鸡肉、狗肉、猪蹄、鱼头等，烹调方法以炖、烧、煨、炒、煮为常见，菜肴以汤菜、烧菜、蒸菜为好，其中以炖汤为最佳。

知道自己是哪种体质
才能更好地养生

国家级名中医盛增秀的体质养生经

大 咖 名 片 **盛增秀**

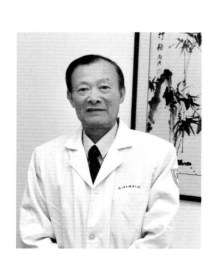

　　国家级名中医，在中国率先提倡建立中医体质学说。原就职于浙江省立同德医院，现为国家中医药管理局中医文献学重点学科学术带头人，中华中医药学会体质分会副主任委员，享受政府特殊津贴专家。2014年国家中医药管理局批准设立"盛增秀全国名老中医药专家传承工作室"。

养生二十一字诀

中医传统养生方法丰富多

彩，我将它归纳为二十一字：

慎起居·节饮食·适寒温·

勿过劳·悦情志·勤锻炼·

多动脑，名曰"养生二十一字诀"。

乙未年仲秋

盛增秀书

国家级名中医盛增秀今年 75 岁，但腰板挺直，脸色红润，堪称"帅气"。

现在很流行的中医体质学说，就是他和老同学——国医大师王琦教授两人率先在国内提倡建立的。

盛老认为，知道自己的体质，有利于采取适当的养生保健方法，提高养生保健的质量，还可以增强预防和治疗疾病的效果，并能促进生命科学的发展。

夏天，喝点"三豆饮"

每晚 10 点，盛老都会准时睡觉，早上 6 点起床，每天睡足 8 个小时。"中午不睡，下午崩溃"，每天中午，他还要午睡 1 个小时，以恢复体力。

"睡得太久也不好，睡觉时血液循环会变慢，老年人容易出现脑供血不足"，他说。

饮食方面，他以素淡为主，高脂肪的东西吃得少。"粥是很好的东西"，他推荐，夏天一到，可以喝点莲子粥、米仁粥和绿豆粥；还可以自制"三豆饮"，将白扁豆、绿豆和赤小豆煮熟，把汤过滤出来当饮料喝（渣也可以吃的），有健脾胃、解暑毒、利湿热的功效。

阴虚质，进补选"三才汤"

盛老是研究中医体质的，他说自己是阴虚体质，每年冬天会以"三才汤"的方子为基础酌情调补。

"三才汤"是由天冬、地黄和人参三味药组成的，分别代表天、地、人。如果是一天的汤剂，一般剂量为天冬9克，地黄12克，人参3克。每年大家来找盛老开膏方，他对身体虚弱的人也经常以这张方子为主，并根据不同体质适当配伍其他药物。

关于养生，他想了想，主要概括为以下几点：慎起居，节饮食，适寒温，勿过劳，悦情志，勤锻炼，多动脑，称为"养生二十一字诀"。

明确体质，才能更好地养生

如今，盛增秀主编和参与编著出版的专著已有40余种。其中值得一提的是，早在20世纪70年代中期，他就和王琦教授合作开展了中医体质古代文献的整理研究，并率先提出倡建中医体质学说，同时出版了《中医体质学说》、《中医体质学入门》（日译本）等专著。现今，国内外有关中医体质学说的研究已广泛开展，并已在推广应用。

中医认为，按照人体生理、心理及发病倾向等特征，可分为9种体质，即气虚质、阳虚质、阴虚质、痰湿质、湿热质、血瘀质、气郁质、特禀质和平和质。其中，平和质是健康的象征，其他8种都为偏颇体质。

举例来说，气虚质主要表现为语声低怯，易发生气短、疲乏、头晕、自汗等，气虚质的人易患感冒、胃下垂、营养不良、贫血、窦性心动过缓等疾病；痰湿质较多与当今人们生活条件改善，嗜食肥甘厚腻、少运动有关，这类人易患高血压、糖尿病、肥胖症、脑血管病、冠心病等疾病。

那么体质和养生有什么关系呢？盛老说，只有知道自己是什么体质，才能采取相应的养生方法，提高养生质量。例如，阴虚体质的人不能多吃桂圆、鹿茸等温热之品，阳虚体质的人不能多吃铁皮石斛、龟鳖丸等滋阴药物。

体质是可以互相转换的

体质的形成与遗传、生活习惯、营养、精神、地域、气候等多方面因素有关。一般来说，一个人的体质是相对稳定的，但也可以互相转换，如偏颇体质可以转换为平和质，平和质也可以转换为偏颇体质。

"新中国成立初期，很多北方干部南下，受南方气候、饮食的影响，不少人就从平和质转为湿热质、痰湿质，等适应环境后又转为平和质。"盛老说。

到"盛增秀全国名老中医药专家传承工作室"做体质辨识的人，首先会被要求做一份健康调查问卷，问卷的内容较多，例如，您手脚发凉吗？您会感到眼睛干涩吗？您容易精神紧张、焦虑不安吗？其次，盛老会给你做中医的望、闻、问、切辨证；最后再对你的体质作出结论性判断，并给出养生指导。

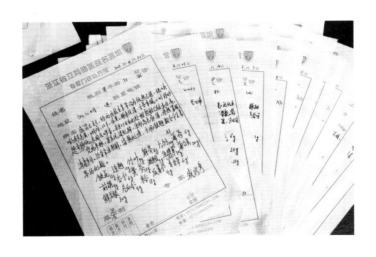

餐餐限食，血管如年轻人，
羊绒护膝从冬天戴到夏天

国家级名中医鲁贤昌有一套家传的保养经

大咖名片 **鲁贤昌**

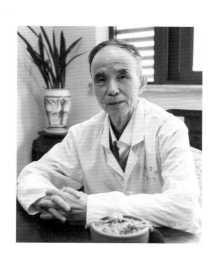

　　浙江省中医院主任中医师、教授，国家级名中医。绍兴人，浙江中医学院第一届本科六年制毕业生，毕业后在浙江省中医院从事临床、教学、科研工作50多年。现任浙江省中医外科学会主任委员、全国中医外科学术委员会委员、浙江省中医外科学术委员会顾问、全国中医甲状腺专业委员会副主任委员，曾任浙江中医学院中医外科教研室主任、浙江省中医院中外科主任。

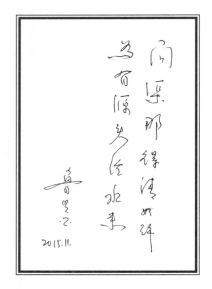

餐餐都不吃饱，恐怕很多人都受不了，但79岁的国家级名中医鲁贤昌教授却日日坚持。这个从小就在父亲身边耳濡目染养成的饮食习惯，让他虽年逾古稀，血管质量却如同年轻人，就连给他做体检的B超医生都啧啧称奇。

平时，鲁教授从不吃保健品，早餐只吃杂粮米糊，坚持天天打半小时太极拳，羊绒护膝从冬天戴到夏天。他说，养生就是毛主席曾讲过的"出门走路，遇事不怒，基本吃素"。

一家三代人常年限食

见到鲁教授，第一印象是瘦，不过他却笑眯眯地说："年纪大了，还是瘦点好。"鲁教授家里的养生习惯，不管什么菜，饭都是一碗，从不吃饱。

"我爸爸、我、我儿子都是医生，我的养生理念从小就受到爸爸的影响。他喜爱劳动，吃饭从来都是定时定量，从不吃饱，他告诉我'吃饱不好'。"鲁教授说，自己还是当了医生以后才知道限食的好处。"一般人到了50多岁就会有动脉硬化、血管斑块，我年年体检都查不出毛病，血管老化的问题我统统没有，连B超医生都以我为样板，认同我的养生方式。

平时，鲁教授餐餐都是一两半米饭，不挑食，吃得杂，对菜式也没有要求。早上，他通常用黄豆、黑豆、芝麻、核桃等10多种磨好的粉冲大半碗米糊吃，另加两片香糕，有时候还会用高压锅蒸点番薯、南瓜、藕当点心吃；中饭和晚饭炒点包心菜，炖点萝卜子排等。

不过鲁教授有个习惯，吃不完的菜都会倒掉，绝不放过夜，特别是菜汤，里面的亚硝酸盐、嘌呤比较多，他说，尿酸高的人经常喝汤容易发生痛风。

"我爸爸活到86岁，在那个年代算是长寿了，我受他的影响，从不吃零食和凉食，很注意保暖，常喝热水。"鲁教授说，自己现在这个年纪，空腹血糖保持在 4～5 毫摩尔 / 升，血压维持在 100/50 毫米汞柱左右，已是相当不错。他总结了限食的五大好处：血糖稳定；血脂不升高；减缓细胞衰老的速度；T 细胞增多，抵抗力好；细胞代谢速度加快。

不吃市面上卖的保健品

"我当了 50 多年医生，知道很多人得病都是因为嘴巴没管牢，做不到少吃，所以肚子越来越大，心血管、痛风等毛病也提早缠身。"鲁教授说，自己平时一个上午能碰到 10 多个痛风病人，年纪最小的才 15 岁，两个膝关节已经痛得走不了路。

如今，很多人认为服用保健品是一种保养手段，但在鲁教授看来，许多保健品里会添加激素等成分，盲目服用反而容易致病，"铁皮枫斗、西洋参片、灵芝孢子粉等，吃的人很多，但中医认为人分 9 种体质，有痰湿、气虚、阴虚等不同，所以养生方法绝不能千篇一律。"

那么鲁教授又是如何保养的呢？他说，自己每年冬天都要吃参，一般是 20 克别直参（高丽参）、5～10 片西洋参，加适量冰糖炖水，可以吃一整个冬天。为什么选择别直参呢？他说，现在市面上的野山参几乎都是人工种植的，年份短，药效不太好；而别直参产自朝鲜，性温，和性凉的西洋参一起炖，吃了精神好，生活质量高。

"我一般都是一次炖好放进冰箱，每天拿出来喝几口，水少了就加水再炖，这样已经坚持了 20 年。"鲁教授说，适合自己的保养方法就是好的，即使体检指标不太好也没关系，自己感觉有效果就好。

打太极拳只为内养性情

"锻炼，最好的方法就是走路，世界卫生组织推崇健步行，意思是能走多少就走多少，能走多快就走多快。"每天吃完晚饭后过 20 分钟，鲁教授就要下楼去小区里走上 10～15 分钟。他说，走路是最简单的运动，走路时全

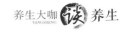

身80%的器官都在运动。

门诊时，鲁教授常常低头看病或写病历，所以除了走路外，平时他还会做做自由体操。他会一反常态做做仰头、弯腰、踢腿等动作。"八段锦、五禽戏我都学过，不过最喜欢的还是打太极拳。"

鲁教授很小就学会了打太极拳，这个习惯他已经坚持多年，现在天天要打半个小时。他说，打太极拳时意念集中，心情平和，是一种内在调养。

与年轻人喜欢熬夜相反，鲁教授不喜欢过夜生活，他喜欢早睡早起，晚上7点一过就会上床，早上6点半必定起床。别人都以为他睡眠质量特别好，其实不然。"我不太容易睡着，睡前一般会背些英语单词或平时用的处方，想着想着就慢慢睡着了。"鲁教授说，如果晚上8点半还没睡着，他会起床吃1/4颗安眠药；要是后半夜1点醒来，他还会再吃1/4颗，一觉睡到天亮。"有人说吃安眠药不好，容易上瘾，对这个问题我还专门和同行探讨过，并达成了共识：如果吃一点点安眠药能获得好睡眠，相比失眠到天亮，其利更大。"

大咖口述 冬天要戴羊绒护膝

我平时坐诊，看得最多的毛病就是风湿。所谓"风湿"，就是冷风、冷水、湿气、劳累所导致的疾病。女性做家务较多，加上生产等原因激素变化大，得风湿病者较男性多见。

如今许多姑娘爱漂亮，冬天穿短裙、袒胸露背，更容易得风湿免疫疾病。中医认为冬要藏，阳虚体质、怕冷、脉细的人都应该戴护膝。我每年一到天冷就开始戴羊绒护膝，从大腿一直包到小腿肚，以保护膝关节。平时关节不好的人就更要戴，其原因有三：一是膝关节皮下脂肪少，保暖性能差；二是膝关节是活动最多的关节，走路、跑步等都要靠它；三是膝盖的结构很复杂，一旦损伤后不易恢复。

护膝不要选运动型的，狗毛或海绵做的也不好，羊绒的保暖性能最好。一般天不太冷时我会贴身戴，天冷时就把护膝戴在棉毛裤外面，有时甚至一直戴到夏天。为什么？因为夏天室内都有空调和电扇，膝关节容易受凉。

大 咖 名 片　楼丽华

标配四台榨汁机，每天两杯鲜榨果蔬汁

国家级名中医楼丽华有段 20 多年的「鲜榨」生活

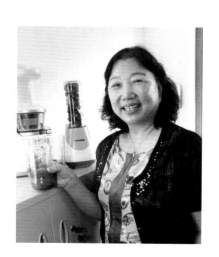

教授、博士生导师、主任医师，浙江省中医院乳腺病中心创始人，全国名老中医药学术经验指导老师，国家级名中医，浙江省级名中医，国家中医药管理局乳腺病重点专科学科带头人，全国中医乳腺病专业委员会副主任委员，中华中医药学会外科专业委员会常务委员，浙江省中医外科专业委员会主任委员。

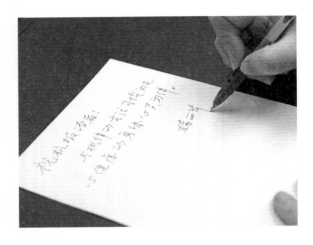

"我刚喝了一杯鲜榨提子汁，你们也来一杯吧。"约了浙江省中医院乳腺病专家、国家级名中医楼丽华，在门诊见面时，她捧来两台榨汁机和一大袋洗好的新鲜提子。不用问就知道，养生早已贯穿在她平时的工作和生活中。

1990年，楼丽华出国访学，偶然尝到鲜榨果汁的味道后便喜欢上了，回国后购买了第一台榨汁机，开始了25年的"鲜榨"生活。现在，她标配了四台不同类型的榨汁机，就连办公室里也不例外。出门旅游时，她还会带上一台便携式榨汁机。

为喝鲜榨果蔬汁标配四台榨汁机

"我的第一台榨汁机，是1991年在上海免税店买的，是进口的飞利浦榨汁机。"楼丽华说，1990年，她作为访问学者出国，在国外发现外国人的厨房里有各种各样的电器，其中必不可少的是榨汁机。"当时国外的学术会议或者展览会上经常有鲜榨果汁，我喝了以后觉得口感很好，就喜欢上了。1991年下半年回国后，我就买了一台。"

"当时国内还没有榨汁机，每次有朋友或家人来家里聚会，我就会买好各种水果榨成汁无限量供应，大家喝了都很喜欢。基本有什么榨什么，橘子、梨、葡萄等都榨过，我还会试着榨蔬菜汁，比如番茄、苦瓜、芹菜、黄瓜汁等，但我先生喝不惯这个味道。"楼丽华哈哈一笑。

为什么不直接吃水果而要榨成汁呢？楼丽华道出了原委：她很爱吃水果，但牙齿敏感怕酸，有些酸的水果吃不了。"直接吃，我一般吃不多。冬天水果又酸又凉，吃下去肚子里还会不舒服，加上有些水果要吐子或剥皮，比较麻烦，所以我更喜欢喝果汁。"

最近，楼丽华又通过电视购物频道买了两台榨汁机，家里放两台，单位里也放两台，走到哪儿都能喝。出去旅游或者出差，也会带一台便携式榨汁机。

"榨汁机分两种，一种是渣汁分离的，榨出来的是纯果汁，口感好；另一种是渣汁不分离的，果汁和果肉混在一起，虽然口感粗糙些，但是营养更丰富，其中的纤维素也有助于通畅肠道。"楼丽华说，她已经用坏了三台榨汁机，如今，她标配了四台榨汁机，一台用于榨胡萝卜等较硬的蔬果，一台是渣汁不分离的，一台是破壁榨汁机，还有一台就是便携式榨汁机。她原来便秘比较严重，喝了这么多年果蔬汁，自己最大的感受就是大便通畅了。

每天两杯果蔬汁，兼顾味道和色彩

每天，楼丽华至少要喝两杯果蔬汁，早餐时喝一杯，到了上午 10 点多，在办公室再喝一杯。"今天我榨提子汁，"她满脸笑意，"今天早餐我也喝了提子汁，昨天早上是梨汁，平时一般都是果汁配粥、馒头、面包、粽子等，榨的都是当季的水果。"

楼丽华选择在这两个时间点喝果蔬汁也是有原因的，她认为，早上吃水果对身体更有益，恰巧这两个时间点也正好需要补充糖分。但在晚上，她不会喝果蔬汁，因为果蔬汁偏甜，晚上吃甜食对于身体的代谢不利。另外，对于高脂肪、高蛋白食物，晚上能少吃就少吃，尽量选择清淡饮食。

平时，楼丽华会刻意吃些酸的水果，比如柠檬、橘子类；在没有橘子的季节，她会买点柠檬，榨苹果、梨汁的时候切点柠檬放进去。柠檬维生素 C 含量比较高，味道清香，还可以防止果汁氧化变黑，保持色泽鲜艳。

"榨果蔬汁的时候我不放糖，因为水果本身就比较甜，但对于黄瓜一类比较淡的蔬菜，我会适当加点蜂蜜调和口味。葡萄和提子本身就很甜，榨汁时我可能还要掺点水。一般我都是现榨现喝，不会一下子榨很多放在冰箱里冷藏。"

楼医生不仅讲究果蔬汁的味道，对于色彩的搭配也有讲究，因此，制作果蔬汁也成了她享受生活的一种方式。"西芹要和黄瓜、猕猴桃榨在一起，绿绿的一杯；石榴就是石榴，榨出来的果汁红红的，很漂亮。"

平时，她会将果蔬汁倒在玻璃杯里，一边闻着香甜的气味一边品尝，觉得十分赏心悦目。

运动数据天天看，却不苛求达标

除了榨汁机外，楼丽华还有一样东西也随身带着，那就是现在很多年轻人喜欢的运动手环。和其他养生爱好者一样，她也会适当做些运动，走路是最常做的，她给自己定了一天 8000 步的目标，但不是每天都能完成，每周大约 3 天可以达到目标。

楼丽华说，她身边的几位同事也在通过走路锻炼身体，上班坐公交车到清波门站下车，再走几站路到省中医院。有个女医生走了一两年，原本的重度脂肪肝，已经转为轻度了。受到身边人的感染，一年前她也开始走路。"我们的工作姿势比较固定，不是站就是坐，一天下来，腰背肌肉很酸痛，还有小关节紊乱，若想让各部位的肌肉都能活动起来，走路是相对温和、效果比较好的一种运动。"

楼丽华走路时多采取小步快走，不像年轻人那样连蹦带跳地走。只要有机会，她都会出去走一走，在医院工作的话她会抽空去西湖边走走，从大华饭店走到长桥，再走回来；周末则会在小区里走一走。有一次周末，她觉得在小区走有些单调，就去野生动物园走了一趟，走了 10000 多步。虽然不是每天走，但她心里总惦记着这事。

"每天早上起来，我习惯先打开手环看一下，看看前一晚睡眠质量怎么样；晚上睡觉前再看一下当天走了多少步，有没有达到目标，但如果没达到，也不会刻意去完成。"

大咖口述 预防乳腺病，调节情绪是关键

　　我的专业是乳腺病，经常有患者问我，怎样才能预防乳腺病，我会告诉她们，第一，不要随意地吃保健品；第二，多吃素，少生气。

　　乳腺病多与内分泌失调、激素失衡有关，从中医的角度来说与情绪相关，所以保持情绪平和、心情愉快很重要。许多女性很容易生闷气，情绪不佳会直接影响身体健康、降低免疫力等。我也会遇到各种烦心事，但我会不断开导自己，提醒自己看淡些，让自己忙起来，不要去想一些不愉快的事情。

　　从经络学说来讲，整个乳房属于胃经，乳头则属于肝经，治疗乳腺病要从这两方面下手。我的病人里，有些不适宜吃药的，我会建议她们进行经络按摩。平常在家的时候，大家可以试着按压同属胃经的足三里和属脾经的三阴交这两个穴位，每天两次，每次5～10分钟，可以起到保健作用。

　　平时，我会分别用玫瑰花、陈皮、佛手泡水喝，各取3～4克即可，这三样东西有疏肝理气的作用，对治疗乳腺增生有好处。另外，因我的胃不太好，不适合喝绿茶，所以我平时会喝点普洱茶，有时还会在茶里放几颗红枣来暖胃。

将中药材放入家常菜，

吃出舌尖上的体质

市级名中医詹强10多年做出

200多道养生药膳

大咖名片 詹 强

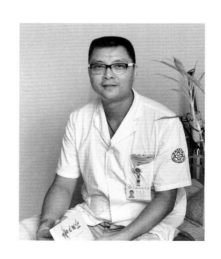

　　杭州市级名中医，出身于中医世家。现任杭州市中医院副院长，主任中医师、教授、硕士生导师，杭州市疗休养行业协会副会长，浙江省中医学会推拿分会副主任委员，杭州市针灸推拿学会会长。从事中医临床工作20余年，多项课题荣获省、市级科技创新奖，已在国家级、省级刊物上发表文章20余篇，编撰了《詹医师的体质养生课》、《詹氏医论》、《中医药适宜技术应用手册》、《中药做的家常菜》等多本专著和科普读物，在省市多家电视台和其他媒体开设健康讲座，深受老百姓的喜爱。

在杭州，有这样一个人，他出身于中医世家，平常喜欢用中药食材来做菜，还把每一道菜都取上"梦想成真"、"排山倒海"、"沉鱼落雁"等好听的名字；他懂得养生，爱好烹饪，还写了一本《中药做的家常菜》，来讲述如何

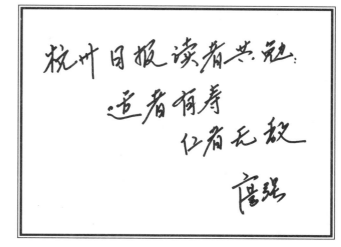

吃出舌尖上的体质，这个人就是市级名中医、杭州市中医院副院长詹强。

很多人知道詹强是广兴堂药膳厅的掌门人，平时也经常会有人来问他如何进行食疗养生，于是，詹强就把自己 10 多年研究出来的 200 多张药膳名方整理了出来。他说，药膳不是药，而是膳，所以药膳不应该有很重的药味，药膳的食材选好了，就会起到滋补的作用。

一碗补气红枣粥为药膳启蒙

"我的祖父、父亲都是中医，所以我从小就闻惯了中药味，别人觉得中药味难闻，我却常常乐在其中，好像多闻闻中药味就可以强身健体似的。"詹强说，小时候每年春节到奶奶家，就会享受到"开小灶"的待遇，吃到一碗奶奶精心熬制的补气红枣粥。他觉得这碗粥有一股沁人心脾的清香，它糅合了各种食材的味道，还有酥软的扁豆和淡淡的人参味。

"我爸爸告诉我，红枣、扁豆其实也是中药，至于人参的吃法也有许多讲究，它一定要用微火慢慢炖，细细熬。"詹强说，现在回想起来，这碗红枣粥，就是他在药膳知识上的启蒙。多年以后，他成为一名中医师，与同事们一起恢复了广兴堂药膳厅的药膳项目。

"我的专业是针灸和推拿，平时以非药物疗法为主治病，但我觉得内外

兼治更有效，所以比一般中医师多了一些治疗手段。我一直认为不能机械地谈养生，中医的养生方法不只是吃中药，还可以融入生活中，根据节气、体质吃药膳。"平时，詹强在炖鸡鸭时会放些石斛，还会做米仁炖红枣汤。冬天要补气，就用黄芪炖猪蹄髈吃。"现在我40多岁了，会适当吃些虫草炖水。"

许多常吃沙县小吃的人很喜欢里面的各种炖汤，在这些汤里能吃出很明显的中药味，詹强说，这就是最基本的药膳。"炖汤里有党参、当归，这些中药材能够补气活血，更适合中老年人吃，但年轻人吃了也无妨。"

一本书记录了 107 张食疗方

许多老病号都知道，杭州市中医院老底子曾开过食疗门诊，之后下属广兴堂国医馆还开了药膳厅。大家都知道，药膳是养性延命的好东西，但是中药食材应怎么入菜、每道药膳适合什么体质的人吃，大家都不了解。去年，詹强还专门写了一本《中药做的家常菜》，从中医的角度来介绍不同体质的人应该吃哪些药膳。

"我写这本书的重点是针对中青年人，书里面的每道菜都是我根据食材自己创作的，对每道菜我都尝过味道，经过反复研究才写下来。"詹强说，广兴堂药膳馆已经开了10年，他专门把最有意思的107张食疗方收入书里。该书出版后，他又研究了新的食疗方，现在加起来已有200多张，准备收入他的第二本书里，书名暂定为《舌尖上的体质》。

"我很喜欢这个书名，因为药膳对亚健康人群有帮助，适时吃一些确实有'治未病'的作用。"很多人怕药膳的药味太重，詹强笑笑说，这大可不必担心，他在书里所提到的中药材都是经过精心挑选的，放入菜里没有什么特殊的味道，而且这些中药食材都能在药店或超市里买到，平时在家就能做。写书，就是想改变大家对药膳味道苦涩的印象。

詹强说，现在虽然已经过了立秋，但还处于长夏的阶段，最容易拉肚子，而且这个时候湿气重，需要吃些健脾利湿的药膳，比如"排山倒海"。"顾名思义，'排山倒海'就是把排骨和山药炖好，倒入海鲜汤里。山药能补脾养胃、生津益肺，吃了对身体挺有好处，还可以在其中放些扁豆和米仁祛湿。"

詹强说，一些免疫力弱、特禀质的人，还可以取黄芪、菟丝子、防风各3～5克来炖鸡，每周吃两三次，用以增强抵抗力，防止过敏。

运动、药膳结合，纠正阴阳失衡

"长寿基因从出生开始就已经注定了，虽然外因对寿命的影响只占30%，但保养得当，可以让疾病来得迟一些。"詹强建立了"平秘"论："中医说阴平阳秘，阴气平和、阳气固守才是人体最好的状态。有时病人因为颈椎痛来看病，我认为这是全身状态在脊柱上的反映，说明他已经有阴阳失衡了，只要能建立新的阴阳平衡，虽然病灶还在，但病人可能就感觉不到疼痛了。因此要注重局部和全身的关系，就可以通过药膳、运动和穴位按摩来改善病情。"

詹强说，现代人压力大，常处于阴阳失衡的悬崖边上，但这种状态是可以扭转的，关键是找到适合自己的方法。养生要根据每个人不同的体质来选择合适的方法，不管是运动还是食疗，都要因人而异，一般来说，你喜欢的东西往往是你需要的东西。

"四五年前，我体检时查出高血脂、肺部小结节等问题，因此我开始积极锻炼，但我发现，虽然游泳、走路、慢跑坚持了一年多，血脂还是没有降下来。后来，我每周坚持打两场篮球，这也是我最喜爱的运动，打了半年多，血脂就降下来了，现在我已经坚持了三四年。"

詹强说，当疾病在急性发作期时一定要注意休息，不要增加压力，病情缓解后要积极进行运动锻炼，同时吃些改善气血的药膳。有些慢性病病人常年喝中药，其实也可以试着吃些食疗方。

"另外，常常按揉三阴交、足三里、关元、气海等穴位，对人体保健也有作用。"

大 咖 口 述　**詹强的食疗名方**

雪海润肺盅

原料：胖大海 20 克，枸杞子 10 克，雪梨 2 只。

制法：

1. 胖大海用沸水浸泡 50 分钟，去皮、去核。

2. 雪梨 1 只去皮，切成 2 厘米大小的块，与胖大海同蒸 10 分钟；1 只去心切盖，做成碗状。

3. 把蒸好的雪梨块与胖大海、枸杞子放在雪梨碗中，再蒸 5 分钟即可。

詹强点评：胖大海是常见中药，它有两大功能：一是清宣肺气，比如感冒时身体发热、咽喉疼、口干伴有干咳，可以用胖大海泡茶喝；二是清肠通便，如果身体上火便秘了，喝胖大海茶也会有疗效，如果加些冰糖，效果会更好。这个药膳非常适合阴虚、气郁体质所引起的咽喉肿痛、干咳无痰等症状，还有润肺的功效。

菊香文蛤盅

原料：文蛤 200 克，枸杞子、菊花各 10 克，姜片、火腿片、盐、高汤各适量。

制法：

1. 文蛤汆水后备用。

2. 菊花用沸水泡开备用。

3. 将菊花、枸杞子与文蛤同放炖盅内，加火腿片、姜片、盐、高汤蒸 10 分钟即可。

詹强点评：当我们长期使用电脑、吸烟、处于污浊的空气环境里时，常会感到眼睛干涩。文蛤能消积块，解酒毒；菊花含有丰富的维生素 A，能维护眼睛健康；枸杞子有明目的作用，所以这道菜适用于肝阴虚引起的眼睛酸楚、目涩目糊等症状。我常做这道菜给孩子吃，保护眼睛从孩子开始。

第二章

YANGSHENG

流水不腐，户枢不蠹，动而不衰

改良月子餐美容养颜
银针刺穴缓解颈椎病，

针灸科专家包烨华有个内外兼修的好方法

大咖名片 包烨华

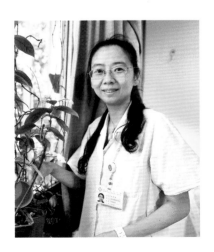

杭州市中医院针灸科主任，主任中医师、医学硕士，国家中医药管理局重点专科学科带头人，杭州市医学重点学科带头人。

在杭州市中医院针灸科主任包烨华的白大褂里藏着一个"秘密武器"，病人来找她，她就会掏出一个小盒子，取出银针，三下两下就能赶走恼人的病痛。

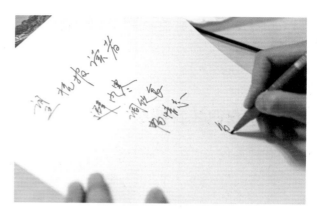

上周，我来到包主任诊室，看见她手上拿着一根极细的银针，正在一位病人身上施展针法。"瞧，我的'秘密武器'就是这个，针灸治疗夏天的空调病特别有效哦！"

针灸在中国已有几千年的历史，它有什么神奇之处呢？包主任平时会不会用它来养生呢？在包主任的亲自演示下，这些问题就有了答案。

因为近视而爱上针灸

包烨华第一次接触针灸时还在上小学。"当时班里好多同学都是近视眼，我也不例外。"包烨华说，当时，杭州正流行针灸治近视，爸爸就带她去了湖滨卫生院，因为那里专门开了一个近视眼专科，身边很多同学也都去了。

"当时有一位女医生给我施针，扎在我的头上和手上，但我并不觉得痛，唯一的感觉就是特别神奇。扎针后没多久，我就感到眼睛变得特别明亮。"

古装片里也经常有这样的桥段：英雄中毒后病入膏肓，神医从口袋里掏出一排银针，对准重要的穴位一扎，就能逼出体内的毒血，救人性命。

虽然没有那么玄乎，但当年的亲身体验让包烨华对针灸产生了强烈的好奇心，经过一个暑假的治疗，虽然近视并未完全治好，但她对中医有了感性的认识，在之后填报高考志愿时，她只选了浙江中医学院的针灸专业。

"懂针灸，首先要辨穴位，只有对遍布人体的几百个穴位了如指掌，才能用针灸祛病。说到底，针灸是一种经络疗法。为什么在肉眼看不到的穴位上扎针会有效？因为这一针针扎上去，足以能够通经脉、调气血，使阴阳归于相对平衡，使脏腑功能趋于调和，所以针灸既能防病又能治病。"经过系统学习后，包烨华彻底弄清楚了针灸里的许多奥妙。

空了自己扎针按摩

在针灸科当医生，需要经常低头给病人扎针、写病历，所以包烨华和科里的许多同事一样，都有颈椎病。

"我的颈椎有些侧弯，工作累了就会感到颈项酸痛，所以就经常给自己扎针。"包烨华嫌吃药太麻烦，白天上班没时间，就趁中午或晚上空下来时，在脖子和手上扎几针。还别说，一扎针，颈项部的酸痛感就缓解了。

在中医的治疗体系里，推拿和针灸很难彻底分家，因为由颈椎或腰椎引发的疾病都离不开这些治疗手段。由于颈椎病是白领群体的高发病，所以包烨华的病人都是长期坐在电脑前不运动也懒得动的年轻人，尤其是做 IT、会计、老师等行业的人。

有颈椎病的人很容易落枕，包烨华自己遇到，会怎么办呢？

这时，她会找到手背第 2、3 掌骨间，掌指关节后 0.5 寸处的落枕穴，一边给自己按压，一边活动头颈部。

"如果是身边的亲戚朋友落枕，我会教他们一些很简单的办法。比如左侧颈部落枕，就用手指用力按压左侧颈部的最痛点；也可以用热水袋热敷患处，或用吹风机对着颈部痉挛处吹热风。"

"颈椎病还可以用拔火罐治疗。现在淘宝上可以买到真空罐，自己在家就可以拔罐。另外，感冒初期在大椎、肺俞两穴拔罐，很快就可以缓解症状。"

常按 10 个穴位可以补气调脾胃

平时聚餐，免不了吃多了胃不舒服，这时包烨华会使用艾灸，熏足三里和中脘两穴。

"中脘穴的位置在胸剑联合处和肚脐连线的中点，如果吃坏了肚子，又怕打针灸，这个办法最好。"

平时，包烨华会经常按摩身上的 10 个穴位，它们分别是中脘、下脘、气海、关元以及两侧的天枢、足三里、内关。

"中脘在上腹部前正中线上，脐中上 4 寸处；下脘在肚脐眼和中脘穴连线的中点；气海在肚脐眼下方 1.5 寸的位置；关元在肚脐眼下方 3 寸的位置；天枢穴在肚脐眼旁开 2 寸的位置，左右各一；足三里大家都知道，也是左右各一；内关穴在两侧手腕横纹上 2 寸处，桡侧腕屈肌腱和掌长肌腱之间。"

"平时可以用手指经常揉按这 10 个穴位，每次按 2 ～ 3 分钟，有调补元气、调理脾胃的作用。另外，用整个手掌按顺时针方向按摩腹部可以通便，逆时针方向按摩则可以治疗腹泻。"

大咖口述 **我有一个养颜秘方**

我爸爸是温州人，我也算半个温州人。在温州，产妇坐月子时都会吃一个由红糖、核桃肉、黑芝麻粉、生姜末炒制的食疗方，我把它拿来进行了改良，加入了玫瑰花、藏红花，有补益肝肾、活血化瘀的功效，是一道可以天天吃的美容养颜早餐。

食材主要为 500 克核桃肉，250 克红糖，50 克黑芝麻粉，150 克余杭小林生姜，25 克玫瑰花，一点点藏红花。

做的时候，先把核桃肉和生姜末用小火炒熟，再放入炒熟的芝麻粉和红糖拌匀，关火后放入玫瑰花和藏红花碎末，一起搅拌均匀即可。藏红花原来是一丝丝的，我把它先放在灶台上烘干，用手一搓就成了碎末。

如果是容易上火的人，生姜只放 50 ～ 100 克即可，脾胃虚寒的人可以放 200 克；肝火旺的人要减少生姜的用量，还可以加入一些杭白菊。

这道美容养颜早餐做好后可以贮存在玻璃瓶里，我每天早上都用大勺子舀 3 勺，开水一冲就可以吃了，做一次够吃半个月，一年四季不间断。

养生大咖

一站通经穴，一抱健康来

『江南佛手』吕立江教授教您保养腰颈椎

大咖名片　吕立江

教授，主任中医师，研究生导师。现任国家临床重点专科带头人、国家中医药重点学科学术带头人、国家重点专科标准化制定项目组组长、中华中医药学会推拿专业委员会常委、中华中医药学会养生康复专业委员会常委、浙江省卫生厅健康讲师团专家等。主要代表著作包括《腰椎间盘突出症》、《软组织损伤学》、《腰椎整脊学》、《中医养生保健学》、《推拿手法学》等。

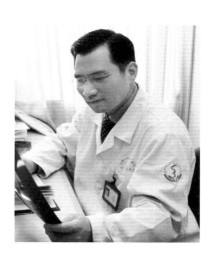

腰酸脖子痛的人，在任何一幢写字楼里，估计一抓一大把。

浙江中医药大学附属第三医院推拿科主任吕立江教授是治疗腰颈椎疾病方面的专家，有"江南佛手"的雅称。他介绍，坐姿不当、长期对

> 顺应自然，恬淡心态，
> 起居有常，合理饮食，
> 保精养气，科学运动。
> 吕立江

着电脑、缺乏锻炼等是诱发白领人群腰颈椎疾病高发的主要原因。预防颈椎病要避免长时间低着头，平时可以双手交替揉捏颈椎及周围肌肉，打羽毛球、游泳等。预防腰椎间盘突出，平时坐姿要端正，可通过倒走、游泳等锻炼腰肌，生活中养成搬重物先下蹲的习惯。

患颈椎病的年轻人越来越多

随着生活方式的改变，整天对着电脑敲击键盘和鼠标，导致越来越多的年轻人患上颈椎病。据统计，办公室职员、外科医生、教师、刺绣工人、汽车司机、足球运动员、杂技演员等人群颈椎病的患病率比一般人群高 4～6 倍。

"以前这是中老年人的问题，如今很多白领下了班就往医院跑。"吕立江说。

颈椎病又称颈椎综合征，是因外伤、劳损等因素而导致颈椎生理结构不稳，内外力平衡失调，出现神经、血管等软组织受压症状的疾患。导致颈椎病的原因有很多，如慢性劳损、头颈部外伤、不良姿势、风寒湿因素等。

在日常生活与工作中，有哪些好的预防和保健措施呢？吕立江教授有以下建议：

长期进行脑力劳动者，要坚持劳逸结合，避免长时间低头、伏案或在电脑前工作。经常进行与日常工作姿势相反的动作或运动，加强颈椎功能锻炼。

寒冷季节注意颈肩部保暖，避免受风寒。

经常用双手交替揉捏颈椎及周围肌肉，用力适度；每天工作期间做双手

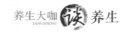
交叉按压肩部和颈椎左旋、右旋转后伸动作数次。

多打羽毛球，多游泳（蛙泳）。

饮食上，颈椎病患者应以富含钙、蛋白质、B族维生素、维生素C和维生素E的食物为主。其中钙是骨的主要成分，以牛奶、鱼、猪尾骨、黄豆、黑豆等含量为多；蛋白质也是形成韧带、骨骼、肌肉所不可缺少的营养素；维生素B、E则可缓解疼痛，解除疲劳。

"坐"出来的腰椎间盘突出

"腰椎间盘突出，以前约70%是外伤引起的，干重体力劳动的人比较多。如今，患者人群发生了变化，坐办公室的白领发病越来越多，说简单点，这是一个坐出来的毛病。"他说，坐姿不当，得不到合理的休息和锻炼，是诱发30～45岁人群"腰突"的重要原因。

人在躺、站、坐的时候，腰椎的受力是不一样的。在正确的姿势下，仰躺着的受力约为25单位，站着时约为100单位，坐着时约为140单位。如果坐姿不当，坐歪了，腰椎受力更大，可达185单位以上。

因此，针对预防腰椎疾病，吕立江教授有以下建议：①坐姿要端正，某一姿势不要长久持续，要适当休息；②要适当锻炼，如倒走、游泳等，增强腰部肌肉力量；③避免外伤，搬重物时养成先下蹲的习惯。

腰部酸痛要尽早到医院检查。如果发现是腰椎生理曲度改变，要及早找医生矫正。

大咖口述 推荐两个养生保健方法

保养颈椎：仙鹤点水

根据颈椎的解剖特点和生理功能，立足于中医的整体观念，吕教授设计了一套颈椎病保健方法，名称叫"仙鹤点水"。"经过 20 多年实践，证实这是一套行之有效的颈椎保健方法。"

操作蛮简单的，在家里或办公室都可以练习，具体如下：

两手从腰间向前画弧，手背相对，手心向外，向前伸展，伸尽时，下颌同时前伸，意想下颌似仙鹤前嘴，点饮前方仙水，然后缩颈回收，反复七次。

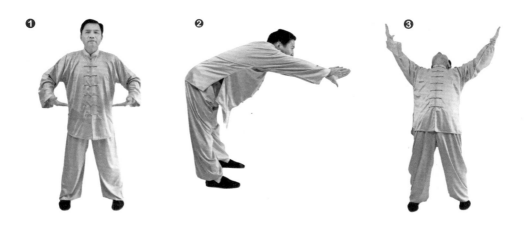

日常养生：抱气站立

两手往胸前一抱，静静地站着。

这个动作在武术里叫作"站桩"，用在养生保健上，称之为抱气养生法。

吕立江说，抱气养生法非常简单：随意地站立，双手在胸前环抱，全身都放松下来。练习时无须意守丹田，没有必要摒弃一切杂念，要做到的是松而不懈，紧而不僵，多想点令人愉悦的事，长久坚持下去，可益寿延年。

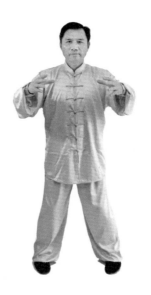

"随意站立、双手环抱、全身放松的动作，恰恰会让人不自觉地形成最优美的养生状态，能够直接地把人体的很多经络穴位都调动起来。因此，抱气养生法的原理就是在疏通人体的经络，可谓'一站通经穴，一抱健康来'。"吕教授说，这种养生法既节省时间又不占地方。

不吃人参膏方只吃素
练八段锦几十年如一日，

国家级名中医连建伟的养生经是保持一颗平和心

大咖名片 连建伟

曾任浙江中医药大学副校长，现任浙江中医药大学教授、博士生导师。中华中医药学会方剂分会名誉主任委员，中国哲学史学会中医哲学研究会副会长，第十、十一届全国政协委员，中国民主促进会中央委员会委员，浙江省文史研究馆馆员。

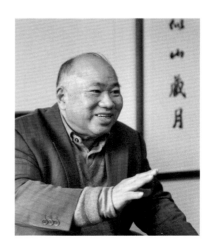

每周五上午，连教授都会在庆春路上的浙江名中医馆三楼名中医工作室坐诊，每到这天，慕名前来的病人总是络绎不绝，纷纷要求加号，连教授总是笑呵呵，从不拒绝。

周五下午 2 点，当我们按约定时间来到医院时，果然，连教授的门口还有不少病人在等候。看到我们，连教授连连说"抱歉"，因为病人还没看完。下午 3 点，送走最后一位病人时，终于能稍稍休息一下。我们问他从医苦不苦，连教授笑着说："能来找我，都是缘分，做人要保持慈悲心。我常和病人说，不开心会生病，我自己养生，也是保持一颗平和心。"

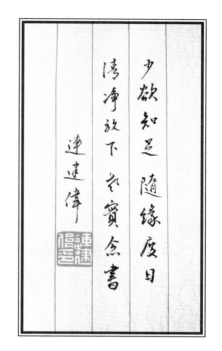

天天 6 点起床练习八段锦

熟悉连教授的人都知道，他几十年如一日，天天雷打不动 6 点起床。早起后先在床上练习八段锦（八段锦是一种养生保健操），再起身洗脸刷牙。这个习惯，要追溯到连教授 16 岁那年。

"16 岁时，我买了一本保健按摩的书，里面刚好写到了床上八段锦。我看了以后觉得很有道理，因此从那年开始，我每天早起，会从头到脚按摩15 ～ 20 分钟。"

连教授说，过于劳累，损伤脾胃之气；过于安逸，则影响气血流通，两者均可引起疾病，所以任何时候都要修身养性，积极地养生。而练习八段锦有理气活血的作用，也是对内脏的按摩。"晚上临睡前，我还会用热水泡脚，然后分别按摩双脚涌泉穴 81 下，搓到脚心发烫，这样才能有充沛的精力去工作。"

天天早起，那么连教授是不是需要很早睡觉呢？连教授连连摇头。

"睡眠时间最好能保证 8 小时，但我太忙，很难做到。我每天都要忙到晚上十一二点才能上床，不过一般躺下后，几分钟就能睡着。"在连教授看来，睡眠质量比睡眠时间更重要，没有心事，自然就能睡好。

"过去的已经过去，既往则不追，我们要抓住当下，过好每一天。做完一件事就放下，这是我做人的心态。不过我熬夜最晚不会超过凌晨 1 点，第二天中午能睡就睡一会儿，没时间睡就在午饭后打个坐，精神养好了就能继续迎接病人。"

因病与素食结缘

平时，连教授在饮食上比较注意，不喝酒，只吃素。不过这些习惯的养成，源于他的几次生病感悟。

"年轻时应酬多喝酒多，对我的身体有影响。有一次我在饭局上喝醉了酒，回来后吐了，第二天又要外出开会，结果一拖就是 10 多天，后来就出现了咳嗽、气喘，到医院一查得了肺炎。过了一年身体好了，我在一次应酬中又喝了十几杯白酒，结果痔疮发作，得了肛瘘，痛苦不堪，开刀后我反思了很久，终于在 52 岁那年彻底戒了酒。"

连教授说，自己原本爱吃荤菜。2008 年冬一次去外地开会，当时当地的气温为零下 15 摄氏度，自己吃得比较多，再加上受凉后一直咳嗽多痰不见好。"我咳嗽痰多，喉咙嘶哑，吃了清肺的药也不见好，于是开始反思，为什么身体会产生炎症，是因为吃得太多，热量太高，就是火，火上加火，就是'炎'字，加上病字头就是'痰'字，是上火引起的毛病。之后我吃了一个礼拜的素食，咳嗽就不治而愈了。我领悟到，蔬菜的'蔬'字，上边是草字头，说明是植物，下边是疏通的'疏'字，说明可以把体内的毒素排出去。那年我58 岁，从那以后我就一直吃素吃到现在。"

如今的一日三餐，连教授非常有规律：除了早晚喝一杯牛奶外，早餐是八宝粥、小馒头；中午吃两个蔬菜，比如菠菜和西红柿，再加二两米饭；晚餐也是两个蔬菜，比如炒青菜和油焖笋，再加二两米饭。

"吃饭就像开车，一辆汽车的使用寿命有限，如果拼命开就会提前报废，所以吃东西也要有个度。"

不过连教授说，他是基本素食，不是纯素，也包括肉边菜，比如笋干老鸭煲，他只吃笋干；黑木耳炒肉片，他只吃黑木耳。

"许多人说长期吃素会导致营养不良，其实现代人大多营养过剩，吃得清淡一些、素一些，反而对身体有好处。"

身边常备《明心歌》

当了10多年校长，连教授对人始终客客气气，与人为善，很少生气。按他的话说，就是"别拿别人的缺点来惩罚自己"。

连教授热爱中华传统文化，平时经常学习国学。"老子的《道德经》、孔子的《论语》、释迦牟尼的《金刚经》等，我都会看，读国学，也学做人。"他说。

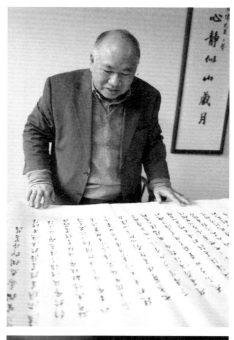

连教授时常和病人说，要保持一颗慈悲心，平时多想想喜悦的事，因为不开心会造成疾病。要提倡五个"和"：自心和悦、家庭和顺、人我和敬、社会和谐、世界和平。意思是说，要从自身做起，要敬重他人，与人和谐相处。

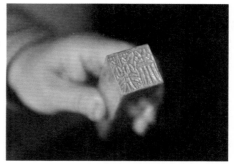

"几年前，我应邀去马来西亚的大马中医学院讲学。知道我吃素，当地友人带我去了一家素菜馆。在这家店

里，我看到一首歌谣，读了觉得很有道理，反复读了30多遍，并作了多处修改，取名《明心歌》，复印了许多张放在门诊。"连教授说，"以后每次遇到心情很纠结的病人，就拿出一张送给他们，让他们多读读。"

"'钱多钱少，够吃就好；人丑人美，顺眼就好；坚持执着，放下最好；总而言之，知足最好……' 这首208字的《明心歌》，读了能让人静心、养心。"连教授说。

大咖口述 我从不吃人参膏方

许多人会选择人参、膏方来进补，我现在年过花甲，这些东西从来没吃过，因为我的体质不适宜吃这些东西。有些病人专门跑来找我开膏方，我一看体质不合适，就不会给他开。

平时，我会在临睡前吃5片丹参片，这个习惯已经坚持了六七年，目的是活血化瘀。但我不吃复方丹参片，因为那里面加了冰片等中药，吃了肠胃反而不舒服。

另外，我会吃三七粉，每天早晚吞服3克；还吃枸杞子，可以滋养肝肾。年纪大了一般都会有心脑血管疾病，吃这些对心脑血管比较有益。

空下来，我还会练练毛笔字，这个习惯从六七岁时就养成了。我经常抄写《心经》、《金刚经》，让自己的心静下来。

20年来天天走路，10年来每天吃只西红柿

65岁国家级名中医宋康这样养生

大咖名片 **宋 康**

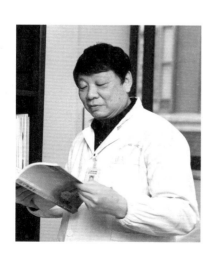

原浙江省中医院院长，国家重点学科（中医肺病）学术带头人，全国第四批名中医药专家学术经验继承工作指导老师，国家级名中医。国家科技奖励评审专家，浙江中医学会副会长，浙江中西医结合学会呼吸病专业委员会主任委员，浙江省抗癌协会顾问，浙江中医药大学二级教授、博士生导师、博士后指导老师、主任医师，浙江省名中医研究院副院长。

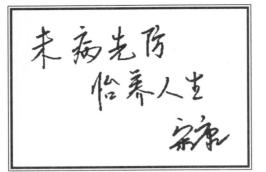

第一次见到宋康教授时，正巧他在浙江省中医院坐门诊，中午12点看完最后一位病人，他中气十足地和我打招呼。听声音看外貌，很难猜出他的年纪，冒昧一问，宋教授笑着说，今年已经65岁了。

采访前，我事先做了功课，请教了宋教授身边的同事，得知他的养生字典里有一条很重要的秘诀，就是"压马路"。正是这个坚持了20年的养生方法，让他年过花甲，体重指数仍保持在24～25之间，甘油三酯和胆固醇都没有超标。

没事就沿东河走到运河

"养生是种理念，吃饱喝足穿暖只是最简单的养生方法。"宋教授说，自己就是典型的现代人，生活节奏快，很难有时间正儿八经去锻炼。相比许多年轻人喜欢跑步、夜骑，他觉得，走路，特别是走平路，是最好的养生方法。

"走路锻炼对所有人都适用，可快走可慢走，走着走着还可以小跑或休息，比较随意。走路的场所，可以是户外，也可以在室内。"宋教授说，现代人平时上班走路少，血液循环较差，所以他就靠"压马路"来锻炼。

宋教授家住老浙大附近，离医院大约有3公里路，最早，他习惯沿着西湖大道走，后来雾霾厉害了，他就换了一条路，从东河河坊街开始，沿东河边从一桥走到四桥，大约5公里。

"每到双休日，我也都这样走，沿东河一直走到运河，边走边看看河两边民国时期的古居，累了还可以坐坐船。这段路空气新鲜，距离合适。"

雾霾天在家折返走

算起来，宋教授走路的习惯已经保持了20年。不过如今，他每天早起都要看看天气预报，如果雾霾厉害，就不去室外走路。

"我办了健身卡，雾霾天就去健身房的跑步机上走，速度保持在每小时4～6公里。比起室外走路，在跑步机上走是匀速的，相对累一点，我一般每次走半小时左右。"

除此之外，宋教授平时在家里也会走路。他很认真地测量了家里阳台到厨房的垂直距离，长度为12米。不去健身房的日子，宋教授就在家里折返走，走上40～60分钟，哪怕累也会坚持完。

"所谓'人老先从脚老'，年纪大了一般都会因肝肾不足出现腿脚不灵便的情况。相对于双手经常能主动运动，双脚的运动较少且较被动，这是生理常态，所以要多锻炼我们的双脚。"

宋教授开玩笑地说："我们单位楼下就是湖滨银泰，没事去银泰里面走走也不错，从头走到尾也有1000米，而且还没有雾霾呢。"

宁可晚点吃饭也要先走路

"年轻时我经常爬山，现在不爬了，年纪大了爬山对膝盖不好，下山时对膝关节的冲击力太大。"这么多年的路走下来，宋教授很自信："我现在65岁，体重很标准，体重指数一直保持在24～25之间，甘油三酯和胆固醇都正常。"

提起走路，宋教授坦言好处太多，不仅对心肺功能和骨骼、肌肉都有好处，而且对睡眠也有帮助。

"一个人白天用脑，晚上就应适当用点体力，动静结合才能阴阳平衡。"

对走路这个习惯，宋教授不会轻易放弃或改变。有时下班早，5点左右到家，他就吃块饼干，先出去走路，走完再回家吃饭；如果下班晚了，7点左右到家，他就吃过晚饭再去走。

"对我来说，宁可吃饭晚一些，也要先走路。每次走路都能改善脑循环，能想起很多事情，一些工作上的难题也能在这个时候想到办法解决，还能减少脂肪堆积，一举两得。"宋教授说。

每天吃一只剥皮西红柿

采访时，宋教授毫不讳言，自己在 55 岁时得了前列腺增生。他说，走路有个最大的好处，就是能按摩前列腺，预防前列腺钙化、增生、结节。在饮食上，他也有个"独门秘方"："我每天会吃一只西红柿，先用开水把皮烫掉再生吃。西红柿没有糖分，除了含有大量维生素 C 外，对男性的前列腺也有好处。我坚持吃了 10 年，病症有了很大的改善。"

宋教授说，没有条件吃西红柿的话，可以去超市买原装进口的鲜榨西红柿汁来喝，也有同样的效果。

平时，宋教授除了三餐饭以外，还有两顿水果不能少，一般中午会吃个橙子，晚上吃个猕猴桃，秋天会吃梨。这个习惯，一般人很难坚持。

大咖口述 **我的一天**

每天我的作息时间很规律，一般早上 6 点就会起床，做 50 个俯卧撑和 40 个仰卧起坐后，再去洗漱。之后，我会喝两小杯绿茶，小口喝，这样白天工作时精神会比较振奋。

早饭我基本吃一小碗泡饭加点肉松，再喝 250 毫升牛奶。中午吃盒饭，但油腻的菜不吃，因为白天我不干体力活，吃点白米饭和蔬菜就够了。

晚饭我一般不会吃得太饱，但一定会喝汤，饭前饭后都喝点，可以促进胃液分泌。一般家里会烧萝卜骨头汤、萝卜清汤加葱花、菠菜肉丝汤、番茄蛋花汤等。吃饭时，我荤菜吃得很少，但会通过喝牛奶来补充蛋白质。

在白天的工作中，我会喝红茶、乌龙茶、普洱茶。我最爱福建的小叶种红茶，有一定的发酵成分，口感好，对胃刺激也小。但我从不喝浓茶和隔夜茶，也不推荐牛饮式地喝水，因为这样反而会冲淡胃酸，影响消化功能。

习武数十年，
现在每天早起打太极拳

陈建国的养生经是：

以武养德，以德养生，上善若水，医道融通

大咖名片 **陈建国**

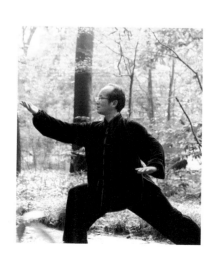

浙江医院肾内科主任，浙江省医学会肾脏病学分会委员，中国透析移植研究会浙江分会委员，浙江省生物医学工程学会人工肾专业委员会委员。

养生需先养心，做到起居有则、饮食有节、动静相合、亲近自然。总之，养生长寿人人有求，能舍能弃宜自然。

陈建国

温州平阳素有习武之风，被誉为温州武术之"母拳"的南拳在此地流行甚广。

陈建国是浙江医院肾内科主任，平阳人，其幼年时，父亲从事公安工作，全家人住在公安局家属大院内，耳濡目染各种拳脚。11岁时，他被送到武术启蒙老师家中习练站桩、压腿等武术基本功，并学习南拳、鹤拳和少林拳。

1981年，他考上了大学，这在当时是很稀罕的事。当然，上大学也不能放弃习武，临行前，师父教了他一套太极混元桩，5年大学期间他潜心揣摩，坚持苦练。大学毕业后他被分配在浙江医院，又去拜师学习王瑞亭的少林内劲一指禅，并坚持修炼10余年。

如今，陈建国已是杨式太极拳第六代传人刘月兰的门内弟子，每天早起后在医院对面——杭州植物园习练太极拳。

师父的言行让他下定决心学好太极

年轻时的习武经历给陈建国打下了深厚的武术功底。2012年，他想学太极，同事听说后给了他一个建议："为什么不去找住在医院康复科的曹雪华老先生呢？"

曹雪华是太极拳的行家，87岁高龄的他当时在浙江医院住院治疗，顺便开班教学太极拳，有不少医生、护士也跟着他学。陈建国听说后也跑去和大家一起学，几个月下来，曹老发现他对太极拳有浓厚的兴趣，而且有一定的武术功底，悟性也较高，颇为欣赏，便开始给他"开小灶"，单独传授太极精要。

"曹老说，要想真正学好太极拳，需要恒心，更要练好太极拳的基本功，仅起势、搂膝拗步两个动作就要学半年。"陈建国说，后来曹老病情加重，甚至站都站不稳了，仍然拿着一份报纸坐在一旁，指导他练习，这让他非常感动。

弥留之际，曹老把陈建国叫到床前："很遗憾，我不能再教你太极拳了。"曹老的逝世带给他极大的震撼，既感慨医术之无奈，又惊叹太极之超脱，于是，他暗下决心，一定要修炼好太极拳。

拜师杨式太极拳第六代传人刘月兰

2013 年 3 月，陈建国进入省直机关太极拳队学习，并有幸结识了现在的师父刘月兰。

刘月兰师从太极大师丁水德（中国武术八段牛春明宗师入室弟子）先生，是杨式太极拳第六代传人。

因为陈建国为人虔诚，习练刻苦，坚持不懈，悟性较高，让刘月兰老师看上了眼，遂收为门内弟子，开始精心传授杨式太极拳的基本手法、身法、步法、心法，并从易到难逐级提升，学习了杨式太极拳的 8 式、13 式、16 式、24 式、27 式、40 式、85 式，以及太极剑、太极刀。

"虽然医院的工作很忙，但只要想学，肯用心，时间总是能挤出来的。"陈建国说，他每天 5 点起床，6 点左右到医院对面的植物园打一个多小时的太极拳，然后再来上班。

师父的精心传授，身旁拳友及多个名家的真诚帮助和指点，再加上陈建国自己的刻苦习练，使他的拳艺日日精进。

两年多来，他曾代表省直机关太极拳队参加浙江省武术锦标赛（团体赛），获得"最佳运动员"称号；代表浙江省武术协会振华武馆参加武当山国际太极拳比赛，荣获三枚金牌及"武林新秀"大奖；参加在杭州萧山举办的第五届世界太极拳健康大会，获得一金一银的好成绩，并在省直机关文体协会第二届太极拳比赛及段位赛中获得两项第一。

从习武中感悟德行和医道

陈建国认为，练习太极拳不仅能舒筋活络、强身健体，而且能陶冶情操、

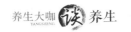

修身养性。

俗话说："筋长一寸，寿延十年。"太极拳的行拳走架讲究动作徐缓舒展，沉稳松柔，坚持锻炼可以舒筋活络，延缓筋骨退化，达到防治颈椎病、腰腿痛等退行性病变的目的。

太极拳又注重腰胯的松散圆活，行拳走架时通过腰胯的圆转带动体内的胃肠蠕动，可以明显提高消化系统功能；同时能增加肾脏的血液灌注量，达到滋补肾气、滋养肾元的功效。太极拳还可以提高人体的体质和免疫力，使人免遭外邪侵袭，避免感冒，减少或避免各种慢性病和肿瘤的发生。

太极拳又是阴阳拳、文化拳，通过习练太极拳能够领悟中国传统文化之精髓。一般来说，习练太极拳需要找一个环境优雅、心旷神怡的地方，最好是有树、有土、有水、有阳光、空气新鲜的地方，这样可以使自己远离浮华，忘却烦恼，达到内心松静、凝神专注的意境。坚持习练太极拳还能使人心气平和、心胸舒坦，对身心健康大有益处。

太极拳还能使人领悟到为人处世的智慧。如行拳要求虚领顶劲、含胸拔背，提示我们做事要提神专注；为人要内敛谦卑，中正安舒，不偏不倚；处世要守道，淡泊名利，不为权欲金钱所诱惑。再如随曲则伸、无过不及，提示我们凡事需从人，不以自我为中心，我为人人，人人为我。

陈建国习练太极拳的年数虽然不长，却总结出了自己的习武心得，他将它们概括为16个字：以武养德，以德养生，上善若水，医道融通。

大咖活动　**想学拳，周日到市民中心**

太极拳的学习需要有经验的老师身传言授，因人而异，动作规范，循序渐进，持之以恒。目前，陈建国协助师父刘月兰在浙大附中和杭州市民中心等地开设了太极拳学习班，如果你也有兴趣，可在每周日上午（7点开始）到市民中心一起学习。

摆好电脑，选对枕头，练练『三三操』

国家级名中医范炳华三招教你远离颈椎病

大咖名片 范炳华

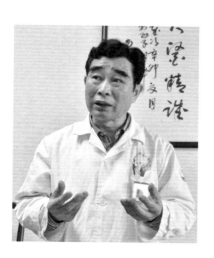

国家级名中医，浙江省中山医院推拿科主任中医师、教授、博士生导师，中华中医药学会推拿分会学术顾问，浙江省中医药学会推拿分会主任委员，"十二五"国家临床重点专科——推拿科学术带头人。

健康从颈开始

范炳华

"在我的门诊中，50%以上的病人都有颈椎问题。"国家级名中医、浙江省中山医院推拿科专家范炳华教授认为，养生必须要从养颈椎开始。

范炳华曾经也是一名颈椎病患者，后来通过自我调理，已有20多年没发作。用什么方法调理呢？范炳华说，平时做一下"三三操"，工作时把电脑放到一个合适的角度，睡觉时选对一个好枕头、垫对一个好位置。

捏三把，摩三下，扳三下，练练这套颈部保健"三三操"

1993年，范炳华在浙江医院当办公室主任，由于文秘事务多，低头时间多，电脑用得多，他的颈椎开始出问题了，老是感到脖子难受，开会时坐上5分钟就要扳脖子扭颈，但开会又要记录，这滋味真是难受。

"你看，我现在颈椎好好的，一点问题都没有了。"范炳华抬抬手臂，转了转脖子，亲自示范了一套颈部保健"三三操"，简单实用。

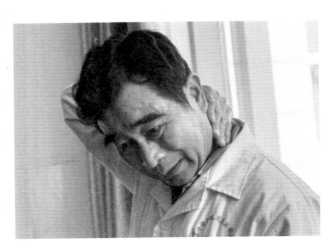

捏三把：将手掌心放在颈后部，手指与手掌相对用力，把脖子后面的肌肉捏紧并提起来，一捏一放，左右手各捏三把，能快速放松颈部肌肉，减轻颈部疲劳。

摩三下：用手掌和手指掌面紧贴脖子后面的肌

肉，横向往返摩擦，左右手各摩三下，让颈部肌肉发热，以促进颈部血液循环。

扳三下：将四指放在颈后部用力往前扳，头缓缓向后仰，以形成对抗牵引，左右手各扳三下，能改善因低头过多导致的颈椎曲度变直。

鼠标放近点，屏幕抬高点，合理放置电脑，远离颈椎病

健康的颈椎有一个前屈的生理曲度，这个曲度起到吸收振荡、缓冲承重应力的重要作用，一旦曲度发生改变，就有可能引发颈椎病。

范炳华说，颈椎病的发生有一定的规律可循：上颈段病变主要表现为头痛、头晕、后枕部胀痛、目眩、视力模糊、耳鸣等头面部症状，中颈段病变主要表现为颈痛、颈酸胀、颈僵、肩胛及上臂痛、背痛等症状，下颈段病变主要表现为前臂及手指痛、麻、胀等症状，脊髓严重受压则出现步态、大小便改变等症状。

那么，为什么会发生颈椎曲度改变呢？这与我们平时的工作和生活习惯有关，最常见的便是用电脑的问题。

他曾遇到过一个病人，由于颈部酸痛跑过多家医院，医生给的诊断也不同，有的说是肩周炎，有的说是颈椎病，有的说是颈肩综合征，治疗了两三个月都没好。

范炳华就到他的办公室去看了看，结果发现，问题出在电脑的摆放上。"屏幕放太低，鼠标放太远，这样手臂要伸直，脖子老低着，容易出现颈椎、肩周等问题。"当即予以纠正，两周后竟然啥症状都没了。

对于电脑的摆放，范炳华有以下建议：鼠标宜近不宜远、宜低不宜高，键盘宜低不宜高，屏幕宜仰不宜直，底座宜高不宜低。通俗地说，就是把鼠标放得离身体近点，键盘放得低点，电脑底座下面可以垫两本书，屏幕稍微调得仰一点。

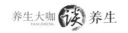

怎样选一个好枕头：
松软、透气、可塑，高 10 厘米

治疗颈椎病，范炳华还有一个窍门：选对枕头，垫对位置。

当年他自己患病时曾拍过一张片子，发现颈椎曲度没了，回家后他就把枕头折了 1/3，用线缝好，睡觉时把厚的部分枕在颈下，让头后仰，下巴微微往上翘，这样头部就会出现一个 10 ～ 15 度的仰角，慢慢地，颈椎曲度就出来了。"反之，如果有的人颈椎曲度过大，也可以把枕头折 1/3，睡觉时把厚的部分垫在后枕部，把过大的曲度垫回来就行。"

范炳华认为，好的枕头一定要满足以下三个要素：

松软：好的枕头，躺下去以后感觉与颈部是亲和的，推荐用木棉、荞麦或菊花作枕芯。

透气：人的皮肤会散发潮气，如果枕头不透气的话，时间长了会产生臭气。有的人夏天喜欢用玉石或竹片做的枕头，认为这样凉快，但这对老年人不好，会使血管发生收缩，影响脑供血。

可塑：颈椎是有曲度的，所以好的枕头要能体现颈椎的曲度。

另外，枕头的高度也有讲究，合适的高度会使颈椎病不复发或少复发。枕头的高度应该和肩膀的厚度一致，约 10 厘米。需要注意的是，这是指人睡下去后枕头被压实的厚度。

对颈椎病和枕头有了透彻的认识，让范炳华也搞起了小发明，他拿出一件宝贝："人的一生当中有 1/3 的时间是在与枕头打交道，这叫可调式充气保健枕，你躺下，把它枕在脖子下试试。"记者按他说的做，用手捏捏气泵，枕头就会慢慢鼓起来，到了自己觉得舒服的高度便松开手，枕头就成形了。

范炳华笑了笑说："这个小发明，可是有国家发明专利的哦！"

养生大咖

从小体弱多病，靠游泳练成『衣架子』

『游泳达人』金涛的养生经

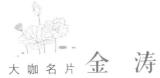

大咖名片 **金 涛**

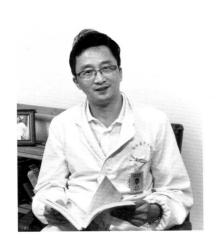

浙江省中医院中内科主任中医师、医学硕士，浙江中医药大学兼职教授，带教来自欧美国家、澳大利亚、新西兰、日本、韩国、以色列以及我国港澳台的留学生。长于中医养生调摄，在继承中医各家学说的基础上，结合现代医学最新成果进行诸多研究，独创了一套中医循证治疗体系，并创立了系列组方，如荷叶降脂汤、代谢综合征系列方、解郁汤及抑忧养心汤、衡宜系列方。

给杭坡读者：

流水不腐，户枢不蠹，动也；形气亦然，形不动则精不流，精不流则气郁。——"生命在于运动"。

金涛

很久以前就听说，浙江省中医院中内科有位个子高高、相貌堂堂、神似韩国明星张东健的年轻教授，他的名字叫金涛。金涛是 60 后，身高 1.85 米，体重 80 公斤，自诩身材"穿衣显瘦，脱衣有肉"，还年年参加横渡钱塘江的活动。

因为平时看得最多的是免疫性疾病，金涛在养生上也有一套，比如，他睡觉不用乳胶枕，随身备着一大盒防雾霾口罩，诊室里还自备一台空气净化器，就因为这，来他诊室轮转的学生就没有得过感冒。

从小体弱多病，是个药罐子

"我从小体弱多病，感冒发烧不断，4 岁、6 岁时还得过两次肺炎。在我的印象里，小时候一直过着打针吃药的日子。那时冬天手脚长冻疮，夏天头上长热疮，整晚整晚地睡不着，难受啊。"金教授个子很高，但考大学前，他的体重只有 60 多公斤。

当时，金教授的家人都挺相信中医，认为中医对疾病预防和治疗有很好的作用，经常领着他去配中药吃。金教授的母亲身体不太好，有睡眠障碍，当时一直在铁路医院看中医，病情控制得很好，这也促使他去报考了浙江中医学院。

"1988 年我大学毕业，来省中医院的第一年就生了病。当时我是住院医生，经常从早上 7 点工作到晚上 7 点，每周只休息半天，有一次，心脏突然'怦怦'跳得很厉害，一检查，是病毒性心肌炎伴频发室性早搏。"金涛说，虽然经过治疗症状有了好转，但作为医生，他知道病毒性心肌炎后遗症不易治愈，就决定用锻炼身体来改善体质。

"我从上世纪90年代开始跑步，当时住在莫邪塘，就去旁边的铁路中学跑；后来家搬到近江，就去钱塘江边跑。每天早上6点起床，跑四五公里，坚持了10年。"除了跑步外，金教授还拿出了中学时爸爸打的一副四五十斤重的杠铃，练习抓举杠。

横渡钱塘江，每届都参加

到2000年，金教授的心脏早搏基本痊愈了。一次锻炼中他把脚扭了，之后他开始改游泳，这一游，就延续到现在，还练出了一副"衣架子"身材。

"小时候常在莫邪塘附近的水塘里游泳，当时只会蛙泳和狗爬式。真正开始锻炼了，我就去定安路游泳馆或江干区文化中心游泳馆游早场。"金教授说，干医生这一行经常忙得没日没夜，要挤出时间运动，最好在早上上班前。于是，他每天早晨坚持20分钟自由泳，游1000米。

每年8月，金教授都要参加千人横渡钱塘江活动，今年8月，他又要上场了。

"朋友当中，能每年坚持参加横渡钱塘江的，也就我一个人。许多病人受我的影响也爱上了游泳，和我一起去横渡钱塘江。"问问金教授能游第几名，他哈哈一笑："第二三十名吧！钱塘江宽1200～1500米，我大概半小时就游到了。游泳是

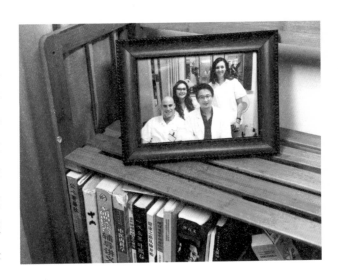

很好的锻炼方式，我从来没给自己定目标。"

金教授说，根据体育健身的观点，游泳的持续时间最好不超过 60 分钟，一般 45 分钟为宜，距离应控制在 800 ～ 1500 米之间。

"如果是蛙泳或爬泳的新手，即便只游完了三四百米，只要时间达到 45 分钟就可以了。如果是游泳爱好者，能游出比较标准的自由泳、蛙泳甚至蝶泳，那么游上 1000 ～ 1300 米就可以了，当然，时间也不要超过 45 分钟。"

去星巴克，不喝咖啡只点果盘

受金教授的影响，他的妻子和女儿也很热爱运动，妻子喜欢打羽毛球，女儿则爱游泳，现在已经是一名医学专业的大一学生了。

"中医说阳常有余，阴常不足，意思是人体的津液常处于不足状态，普遍存在阴虚内热的情况，现代人常见的失眠、焦虑、免疫力下降等也与此有关。"金教授说，自己的工作需要久坐，有时因为加号的病人太多，门诊时间要从上午 8 点到下午 3 点才结束。"久坐伤脾，所以不管怎么样，我坐了一个小时后就会站起来伸伸懒腰，有时给病人看病，我干脆站着问诊，说话时还会特意练练气运丹田。"

金教授是杭州人，但以前特别爱吃辣，外出吃饭都要点三四个重辣口味的川菜，这个习惯后来戒了，甚至有朋友叫他去星巴克喝咖啡，他也只点个果盘吃吃。"我的体质阴虚上火，容易睡眠不好，所以我现在不吃辣，连咖啡也不喝，只喝茶，一般以红茶为主。"

每天的早饭，金教授重质不重量，游泳前在家里吃一根香蕉、一小杯酸奶、一些纳豆、10 颗桂圆，游泳后饿了，稍微吃点饼干。"香蕉维生素含量高、纤维素多，纳豆富含植物蛋白，桂圆能养心脾，吃了对身体好。以前我一顿能吃好几个馒头，现在不会吃这么多了。"

遇上感冒，金教授从不用抗生素，自己配 30 克大青叶和 30 克板蓝根煮水喝，一天喝两次，连喝三四天就好了。

大咖口述 # 我这样防过敏

　　我的专业是自身免疫方面，经常有过敏患者来找我看病。我记得在评教授前的那段时间，因为学习和工作压力太大，有一次半夜咳嗽咳得厉害竟然发生了哮喘。后来我做了过敏原测试，才发现是对橡胶过敏，联想到我睡觉一直在用乳胶枕，回去就把枕头给换了。

　　现在我用的是丝绵枕，而且不吃辣的东西，酒也很少喝。以前经常跑步，但现在空气质量太差就不跑了。我还买了预防PM2.5的口罩放在身边，不过这种口罩戴40分钟就要摘下来，否则对肺有永久性损伤。

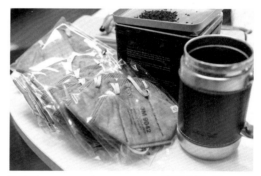

　　我的诊室没有窗户，以前因为病人进进出出，诊室里的病原菌很多，跟我的学生经常感冒。后来我就买了一台空气净化器，从那以后，来我这里轮转的学生就再也没有得过感冒。

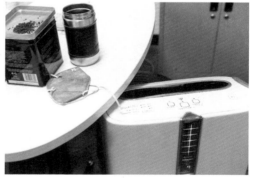

　　要说如何预防过敏，我推荐吃些金针菇，另外，苦瓜、杏仁露、白萝卜、酸奶也是很好的抗过敏食物。

走路必戴护膝
游泳只选蛙泳和自由泳，

骨科『超人』周辉从来不补钙

大咖名片 周 辉

杭州市中医院骨伤科主任医师、硕士生导师，市级名中医，杭州市医学会骨科分会副主任委员。

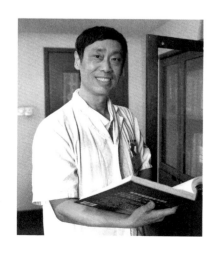

别人拼命跑步打球，他只爱游泳走路；别人吃维生素补钙，他偏偏反对；别人怕蜂王浆激素高，他每天都会吃上一勺。市级名中医、杭州市中医院骨伤科主任周辉有副好身板，为了

> 致 抗极读者：
>
> 心情平静、恬静有序地生活
>
> 周辉

保护骨骼，他放弃剧烈运动，养生的许多理念也和其他人反一反。

"我 50 多岁，骨密度测出来很高，身高 1.76 米，体重 67 公斤，身材保持得还行。"周辉主任说，养生靠的不是剧烈运动和药补，更不能盲目跟风。

早晨 5 点起床，游泳半小时

许多人都爱游泳，但能坚持下来的却很少，周辉主任就是其中的一个。"这是我三四年来天天坚持的运动项目"，周辉说。

跑步、打球、健身，这么多运动项目，为什么偏偏要选择游泳呢？周辉说，自己已年过 50，运动项目要变一变了。

"每天 5 点起床后，我就会喝一大杯水，然后开车去陈经纶游泳馆游泳。"三四年来，周辉每天都要游泳半小时，刮风下雨也不间断。能这么坚持下来，是因为在周辉的身边有一群有着同样爱好的"小伙伴"。

"我的游泳伙伴中有省中医院骨伤科的刘晋闽、省人民医院骨科的陈锦平，还有 117 医院机场路院区的骨科主任郑隆宝，他们常年坚持游泳，受这个氛围的熏陶，我们游起来也蛮有动力。虽然大家并不在同一个游泳馆游，但偶尔也会交流心得。"按周辉主任的话来说，他们都是搞骨科专业的，知道游泳对关节、脊柱的损伤最小；而且游泳是一项受地心引力影响最小的全身运动，不会对膝关节等易伤部位产生负重。

平时，周辉主任可能一整天都会"泡"在手术室，因此他习惯于早上游，

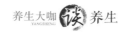

游完泳冲个热水澡再去上班。游泳他只选蛙泳和自由泳，因为对脊柱有利。出差时他也会随身带着泳衣泳裤，他说，游泳能保持身材，三四年游下来，感觉自己的精力旺盛多了。

为了保护半月板，走路必戴护膝

除了游泳以外，周辉主任还有项运动，那就是走路，而且已经坚持了五六年。"每天我游完泳开车回家，然后走路到医院上班，下班再走回家。"每次走路，周辉主任一定会戴护膝，选那种魔术贴的护膝。

"我和夫人经常晚上去操场走路，走路时一定要戴护膝，这样可以保护膝盖的半月板，减少膝关节磨损。"周辉主任是骨科医生，他知道半月板血供差，一旦损伤后很难恢复。"以前年轻时，我经常打羽毛球和网球，现在放弃了，因为这两项运动太剧烈，而且跑跳对关节的损伤太大。"

这两个月天气热，在太阳下一站就出一身汗，不过周辉主任仍然坚持上下班走路。"出身汗没什么，到了医院擦一擦身或者洗个澡，上班时特别舒服。"

走路应该穿什么鞋子？周辉主任说，对于这点他从来不讲究，只要穿软底鞋就可以了，他抬起脚，指了指鞋底说："你看，牛筋底的。"

天天三颗大核桃、一勺蜂王浆

"游泳其实对体形的改变影响不大，你看，很多游泳的人都是大腹便便的，因为腹部脂肪一旦形成要消掉很难，除非进行举重等竞技运动。因此要有好身材，控制饮食特别重要。"周辉主任说。

"我不碰烟，酒也很少喝，平时水喝得很多，早起喝完一杯水后，必吃一小勺蜂王浆。"许多女性怕吃蜂王浆，因为其含有植物雌激素，但周辉主任说，50岁以后体内激素水平下降，单纯补激素有患癌风险，所以要补动植物激素，不过有子宫肌瘤、结节的女性则不建议服用。

还有一样食物，是他在车上必备的，一般每次游完泳在开车回家的路上，周辉主任都要吃三颗生的大核桃。"我这个年纪，血管里已经不干净了。生核桃含有不饱和脂肪酸，对预防胆固醇结晶、息肉等都有好处，还能清理血管。"

到了单位以后，周辉主任会泡上一杯安吉白茶和绞股蓝茶喝。

"绞股蓝是中药，也是一种茶，产地在湖北，俗称'南方的人参'。"周辉主任说，他是中医师，读研究生时跟着老中医学习，知道抗癌秘方里也有这种中药，所以经常泡来喝，也可以在茶里加上一点枸杞子和西洋参，口感微微回甘。

"年纪大了，保护心血管系统很重要。我让我的父母服用复方丹参片来清理血管，每晚服用一次，每次三片。这种药性平温，几乎没有副作用，建议 60 岁以后就开始服用。"

大咖口述 **我这样保养骨骼**

我 1978 年从医，1983 年来到市中医院。从医这么多年来，经常低头在手术台上做手术，但我没有患上颈椎病和腰椎病，骨骼也很正常，骨密度测试结果峰值很高。

对于如何保养骨骼，我建议：运动时一定要戴护膝；如果腰椎间盘有问题，就要戴护腰，但在卧床时要拿掉，这样就不用担心时间久了腰部肌肉会萎缩。

对于脖子不好的人，许多医生会建议多做做颈椎保健操，我的意见刚好相反，我觉得这时应该制动，戴上医用围脖少动脖子。另外，我也不建议大家经常倒走，脊柱不好的人倒走反而容易摔跤受伤，得不偿失。

平时，我在饮食上也不讲究，拌面、包子经常吃，但牛奶一定会喝。另外，我绝对不吃维生素，特别是人工合成的药物类维生素，因为有医学研究显示，对于健康人来说，维生素吃与不吃，结果并无显著差异。

一般我们服用维生素后尿液会变黄，这是肾脏代谢的表现，长期服用还会增加肾脏的负担。

冬至吃支别直参，
全家走路健身，

国家级名中医周郁鸿的养生经

大咖名片　周郁鸿

浙江省中医院血液科主任，教授、主任医师、博士生导师，全国著名的中西医结合内科血液学专家，国家级名中医。第五批全国名老中医药专家学术继承指导老师，国家中医临床研究基地血液病学术带头人，浙江中医药大学博士后科研流动站指导老师，卫生部重点专科、国家中医药管理局重点学科（重点专科）学术带头人。

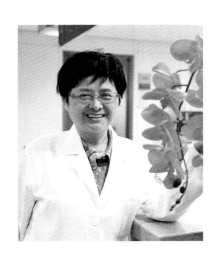

她是一个停不下来的人，今年64岁，天天门诊、病房两头跑，稍微一空就拿出手机，给十几个微信群里的病友回消息。她叫周郁鸿，是浙江省中医院的血液科主任，也是一位国家级名中医。

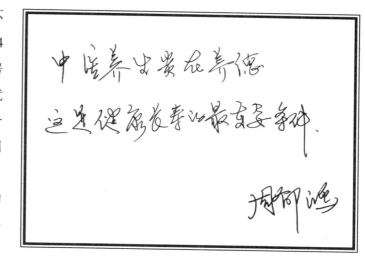

中医养生贵在养德
这是健康长寿的最重要一环。

周郁鸿

如今，周主任已到退休年龄，却依旧思维敏捷，笑起来阳光灿烂。好奇她如何在几十年忙碌的工作中保持健康的身体和心态，她笑笑说，养生重在养德。她爱好走路和旅游，只吃水果，不吃零食，每年冬至还会吃支别直参。

三代人天天走路锻炼身体

"走路是很好的运动，只要有时间，我就去走走，走半小时微微出汗就行。"周主任的家在浙大西溪校区附近，她的父母住在浙江医院，平时有空，她就要去探望。来回的路程，一般她都是一半走路一半坐车。如果从家里走到医院，回来时就会选择公共交通工具，反之亦然。

"之所以选择走这条路，是因为风景区空气好。"周主任说，其实走路健身是家人一直就有的习惯。她的丈夫、儿子、儿媳、孙子，每天饭后都要去浙大西溪校区走走，雷打不动。

"我丈夫走得比我快，所以我们俩分开走，他带着孙子，每天晚饭后都在校园里绕着操场走10圈。一家老中青三代人一起走路锻炼特别开心。"周主任才2岁半的小孙子，天天跟着大人走，脚步也特别稳。

遇到刮风下雨怎么办？周主任笑笑说，家里还备了一台锻炼神器，叫作踩步机。家里人每天轮流踩上15分钟，也能达到锻炼目的。

旅游跳舞做公益，养心养德

平时，周主任闲不住，有机会就出去旅游。

"只要是双休，我基本都不安排工作，一家三代人一起出门自驾游。周边去得最多，富阳、临安、安吉、温岭都跑了个遍。带着孙子，心情格外好。"周主任精力特别旺盛，经常参加退休人员组织的活动，唱歌、跳舞样样来，看到大家这么开心，她自己也会被感染。

生活中，周主任是一个把笑容挂在脸上的人，对病人是这样，对家人也是这样。她总说要养德。"平时我工作特别忙，家里的事得靠丈夫忙，所以后院绝对不能起火。"周主任哈哈一笑说，她们夫妻俩从来不为小事争执，有时家人偶尔抱怨几句，她也不会放在心上。"要谦让才能和睦，别人的牢骚不要在意，懂得放下，这样日子才能过得开开心心。"

打开手机，微信里都是周主任加入的病友联谊群，数了数有十多个。平时，她热心公益，看门诊时认识的病人，都会和对方在线上保持联系，休息时指导他们如何用药。"我还成立了'康复之家'的微信群，群里有 165 位病友，平时大家经常聊天，看到病友慢慢好起来，我自己心情也好了。"

吃支别直参过冬至

"每年冬至，我妈都要烧一支别直参，很简单，切片炖水，全家人一次吃掉，我最近 5 年一直在吃，吃了不容易生病感冒。我父母今年都已经 90 多岁了，身体还很好。"周主任说，年纪大了要补气升阳，平时，她还会特意吃点党参和黄芪。"这两样中药食材大部分人可以吃，黄芪对心血管有好处，可以炖汤吃，也可以像中药一样煎水喝。"

周主任说，年纪大了，为了降脂降糖，不一定非要吃素。她的血糖有些高，平时米饭吃得少，大约一两，但每顿饭一定会有鱼虾，补充优质蛋白，猪肉这些倒不是常常有。"荤素搭配很重要，我家里烧菜基本是两素一荤。每天早上一只水煮蛋，晚上喝杯酸奶，中间吃只苹果。和别人不太一样，我们家人都不爱吃零食和饮料，所以也从来不买，家里最多的就是水果。"

很多人关心到了冬天要不要进补，周主任主张可以根据体质，在医生的指导下吃些膏方。"市面上的许多补品都千篇一律，并非人人适合。膏方则是因人而异，根据每个人的体质来调理，我自己也会吃一些。建议在服用膏方前，先吃一到两周的引方，等适应后再吃适合自己的膏方。"

大咖口述　老人贫血要纠正饮食习惯

许多老人体检时，发现血小板和白细胞减少，这是因为年纪大了，造血功能在减退，加上老人常因有高血脂、糖尿病，很多东西都不吃，因此患缺铁性贫血最为常见。很多老人对贫血不以为然，认为只要吃补药就好，其实这是误区。轻度的贫血不会影响正常生活，中度贫血就需要休息并去医院检查，发展到极重度贫血就会危及生命。因此，平时我在生活中会吃些党参、黄芪来补气生血，坚持吃半个月到一个月就有改善，冬季还会吃点膏方。

平时，老年人一定要纠正不良的饮食习惯，积极治疗原发病，如消化道疾病、功能性子宫出血等妇科疾病、肿瘤、痔疮等。在病因治疗的同时，最好配合铁剂治疗。

我的经验是，在铁剂治疗时，可以同时服用维生素C或果汁，这有利于铁的吸收；避免与如豆腐之类的含钙类食物和如牛奶这些高磷酸盐食物合用；口服铁剂期间，不要喝浓茶或咖啡，以免生成不溶性的铁质沉淀，妨碍铁的吸收；四环素族能与铁剂生成不溶性络合物，不利于铁的吸收，故应尽量避免同时使用，若两者必须同时使用，应间隔3小时以上。

但并非所有的贫血都需要补铁，铁剂只能治疗缺铁性贫血的病人。如果是再生障碍性贫血病人，体内的铁代谢存在障碍，补铁反而会使病情加重。不过老年人也不要太担心，一般血小板减少不多，没有明显出血就无大碍。

坚持游泳13年，走到哪都带着泳裤和泳帽

省级名中医施维群有个外号叫『风火哥』

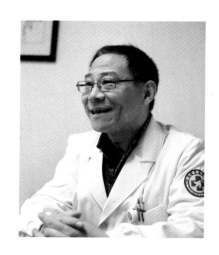

大咖名片 施维群

　　浙江省级名中医，浙江省新华医院（浙江中医药大学附属第二医院）肝病中心主任医师、教授、研究生导师，中国中西医结合学会肝病专业委员会委员，中国医师协会中西医结合肝病专家委员会常委，浙江省中医药学会理事兼肝病分会主任委员、感染病分会副主任委员，浙江省中西医结合学会肝病专业委员会副主任委员。

好几年前就听说浙江省新华医院肝病科有位养生大咖，人称"风火哥"。据说，他每天精力充沛，工作起来风风火火，比科室里的许多年轻医生还要有活力。

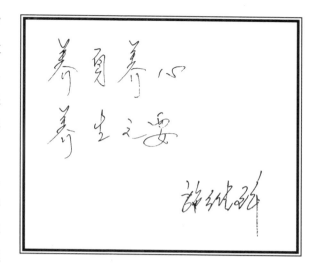

平时，他主要看肝病，但自己也在研究心理学，并常给学生上课。虽然他今年已经 61 岁了，但身材和外貌还和 40 出头一样，问他为什么这么有朝气，他说，这得归功于他常年游泳这个运动习惯。

这位养生大咖就是省级名中医、浙江省新华医院肝病中心主任医师施维群。

常年坚持游泳，风雨无阻

"养生养生，除了保养外，还要适当做点体育锻炼。有的人不顾自己的身体条件，却在拼命做不合适的运动，效果只会适得其反。我曾经遇到过一位病人，年纪已过了 45 岁，而且膝关节不好，还在天天拼命做爬山锻炼，这肯定是有害无益的。"施主任说，锻炼的关键是要选择适合自己的方法。

到了 60 岁这个年纪，身材发福的居多，但看看施主任，中等个子，思维清晰，面色红润，问他有什么秘诀，他嘿嘿一笑说："你们不知道，我的汽车后备箱里放着一个小篮子，它已经跟了我 13 年，那里面常年放着泳裤、泳帽、泳镜、洗发水。"

采访到一半，他兴冲冲地跑下楼，5 分钟后就提了这个小篮子跑上来，把里面的宝贝一样一样拿给我们看。

"我腰椎不太好，走路、爬山都不适合，所以选择了游泳。从 2003 年春天开始，我每天都会骑个自行车，带着装备，去杭州游泳馆或陈经纶游泳馆

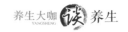

赶场子，现在，我每天固定时间一定要去游一下，少一天都不行，游泳已经变成了我的习惯。"

施主任说，自己游泳的动力，源于一位 80 多岁的退休老干部。

"偶然在一次游泳中，我看到这位老干部游得飞快，就和他聊了聊。他说，自己退休后游了 20 年，血压也不高了，心血管倍儿棒，打算一直游到 100 岁。"

这一次的偶然相逢，使得施主任在接下去的每个春夏秋冬都天天坚持游泳，连出差都带着游泳装备。每天中午，他会去离医院较近的工大游泳馆游上半个多小时，每次游 1200 米，蛙泳，这样对颈椎好。

"只要一天不游泳，我就浑身不舒服，筋骨也会扳牢。偶尔实在没有时间游，我就用快步走路代替。有一次从澳洲出差回来已经是晚上 10 点半了，我把行李一放，先去小区公园快步走了 40 分钟，走完心里才舒坦。"

定时定量，每餐一小碗米饭

"我不太相信保健品，一个人只有缺什么补什么才是最合适的，有的人身体一直很健康，还在天天补钙、补维生素 C，时间长了，胆结石、尿结石都会长出来。"和许多名中医一样，施主任平时很少吃保健品，他说，身体要根据阴阳气血虚弱来调补，最重要的是饮食荤素要搭配好，咸淡要合理。

"我经常遇到一些病人，认为苦瓜和秋葵能降低血压和血糖，就拼命吃、天天吃，甚至吃到吐，殊不知，这样做除了伤脾胃外没有任何好处。"

偶尔，施主任也会根据体质来调补，如果感觉阴虚口干、睡眠有点障碍，会吃点铁皮枫斗，症状改善后就会停服；冬天心脏不太好，就在立冬之后吃两三根参，平时饮食以五谷杂粮为主。

"我认识一位老教授，他每天吃一个鸡蛋，现在快 90 岁了，爬山比我还快。他告诉我，饮食均衡要坚持，不能天天都是泡饭油条。"

施主任说，平时，他每天的中餐基本上是快餐，所以他尽量不在外吃饭，饭局能推就推，特别是自助餐。

"吃自助餐很容易摄入过量。平时我在家吃饭都定时定量，每餐一小碗米饭，20 年不变，在外吃饭也是二两米饭。花生、瓜子等零食，我也严格控制，这些食品油脂含量高，一边看电视一边吃，很容易增加反式脂肪酸的摄入。"

不过，在饮食上也不能太刻意，不要什么都不吃。施主任说，他有位病人患有高血压，听说要少吃盐，结果两个月里只吃水煮青菜，一点盐也不放，等到他来看病时已浑身无力，被人搀扶着进来，一查，体内已经严重缺钠。

养生就是别让自己太纠结

"有很多养生方法是片面的，有的人认为养生就是休息，有的人认为养生就是跳舞等锻炼，其实养生应该是全方位的，中医将其归结为形、神统一，即形体和心态两者的有机结合，才是真正的养生。"

施主任认为，养生首先是养成良好的心态，在现代社会，这点尤其重要。

"别人以为我只是肝病科医生，其实我从 1972 年从医以来，发现许多慢性病和心理因素有关，所以在从医 30 年时，我去浙江大学读了心理学研究生的课程。我发现研究心理学不仅能帮助病人，还能帮助自己，产生纠结时也能自我排解。"

施主任说，每个人每天从起床到睡觉，要转换数种角色，在家是父亲，在单位是医生，去看望老人时又成了小辈。

"一天不停地转换角色，如果整天都很纠结，对养生自然没好处。我常告诫自己，心胸要宽大，要站在对方的立场思考问题。就像一艘在大海中航行的船，一定要自己学会去停靠码头。"

在施主任的字典里，谅解别人就是谅解自己。平时看门诊，经常碰到许多上了年纪的大伯大妈，看完病后进进出出要问好几次问题，他总是耐心解答，从不大声呵斥病人。

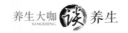

大咖口述 我这样养肝

我是一名肝病科医生，许多人都会问我怎样养肝，其实除了饮食多样化以外，我们也要学会控制自己的情绪。中医认为，怒则伤肝。

另外，也要保证健康的作息时间，晚上一定要按时睡觉。《黄帝内经》说，人体大部分血液归于肝脏，晚上是养肝的好时间，所以不可熬夜。

一般，我每天晚上11点以前一定睡觉，早上6点起床，自己准备早餐。早起的一大原因，就是上班路上能空一点，不至于让堵车引起堵心。

中午，我从不午休，去浙工大游完泳后回来接着上班。每个人有每个人的生物钟，有的人习惯于早上游或晚上游，但我试过，早上游了之后，一天的工作状态都不好；晚上游完后又太兴奋，影响睡眠，所以就定在中午游。

生活中，我也会博采众长，从朋友甚至学生身上学习养生的方法，比如和喜欢跑步锻炼的学生一起出差，我就会和他一起控制饮食和坚持锻炼；我还喜欢与气度很大的人交朋友，这样我也能在无形中学到很多养生哲理。

切了胆囊后，酸奶、牛奶交替喝，
60出头考出手动挡驾照
70岁省级名中医潘子毅有副硬骨头

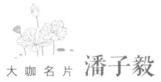

大咖名片 **潘子毅**

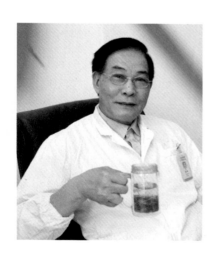

浙江省中医院、东方医院骨伤科主任中医师，教授，研究生导师，浙江省级名中医。历任中华中医药学会骨伤分会委员、中国腰椎间盘突出症研究会理事、浙江中医学院骨伤教研室主任，曾任浙江省中医药学会理事、浙江省中医药学会骨伤分会主任委员、浙江省中医院脊柱病中心主任，现任全国颈肩腰腿痛学会理事、浙江省中医药学会骨伤分会名誉主任、浙江省中医院骨伤科顾问、浙江省名中医研究院研究员。

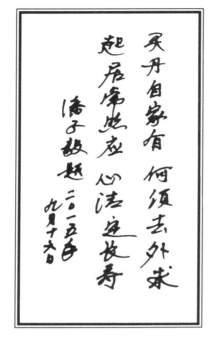

天开自家有 何须去外求
起居常顺应 心法延长寿
潘子毅题 二〇一五年
九月十六日

"我们医院有个名中医，看起来很年轻嘞，70 岁的他看起来好像 50 多岁，脸上没有一块老年斑，60 多岁时还去考了本驾照。"省级名中医、骨伤科主任中医师潘子毅虽年已 70 岁，但腰杆笔挺，精力旺盛，脑子反应快，关键还从不补钙。

他说，要想晚年腰腿好，年轻时要热爱运动，还要多做做穴位按摩操。

头部穴位按摩治高血压和咽喉炎

许多名中医都有自己的养生方法，听说潘主任有一套自创的头部穴位按摩操，他不仅靠这套按摩操治好了自己的慢性咽喉炎，还缓解了高血压，我们决定向他讨教一下养生经。

"年纪大了，器官老化，激烈的运动坚持不住，所以我每天早上起床时都要做做头部按摩操，共有 11 个步骤，用时约 10 分钟，我已经坚持了 10 年。"

潘主任说，第一步是双手轻轻按摩眼球、眼睑 60 ～ 80 次。"老年人一般都有老花眼、散光以及眼睑下垂，这么做既能保护视力，又能预防眼睑下垂，比整容手术强多了。"

第二步是按摩太阳穴 100 次，第三步是用中指指腹按摩印堂穴 100 次，这两个步骤可以提高身体抵抗力，增加脑部血液循环，不易得感冒。

第四步是用双手中指指腹按摩鼻翼两侧 60 次，可以增加鼻部通气。

第五步，双手手掌由内向外按摩整个脸部 80 次，这样能增加面部的血液循环，预防老年斑和雀斑。"许多人到了 50 来岁就开始长老年斑，但我现在 70 岁了，脸上没有一块老年斑。"

潘主任说，有许多老年人有颈动脉供血不足，容易发生头晕，可以按摩下巴两侧的颈动脉 60 ～ 80 次，来增加血管弹性，这是第六步。还有人有慢性咽喉炎，可以用手掌从喉咙到下巴尖往上推 100 次，这是第七步，他就是靠这个方法治好了自己的慢性咽喉炎。

第八步是按摩头顶的百会穴 100 次，这个穴位对防治高血压有好处。

第九步是按摩整个耳郭，因为耳朵上的穴位对应全身，按摩耳郭能强身健体，延年益寿。第十步，按摩小耳朵 100 次，可以预防老年人听力下降。

最后一步是按摩后脑勺的风府穴 100 次，可以改善头晕，预防感冒。

潘主任说，这套方法躺着或坐着都能做，是他自己总结摸索出来的，既不费劲又不费时间，而且确实有效。

60 多岁考出驾照

年轻时，潘主任是个运动好手，打篮球、打排球样样在行。现在年纪大了，身体器官、膝关节开始退化，他就从激烈运动转向轻量运动。

"一开始我天天晚上游泳，后来坚持不住，就改为饭后散步，但我很少爬山。"潘主任说，他很注重锻炼腰背肌，为了预防腰椎间盘突出，除了倒走外，他还常常在床上练习挺腰动作。"仰卧，双膝屈曲，双手放在身体两侧，缓缓将腰部、臀部抬高，并用肩膀、头部支撑住上半身，双脚支撑下半身，尽量往高处挺，然后慢慢放下腰身，反复做 30 ～ 60 次。"

过了 60 岁以后，潘主任想开车上下班，于是心血来潮去报名考驾照，学的还是手动挡，妻子和孩子一听，都劝他别折腾，但没想到，他一次就通过了考试。

"我们同组学员里有位 50 岁的男士，学车时总怕做不好而被教练骂；相反，我对学车信心十足，可能与我年轻时喜欢运动以及常做穴位按摩有关。现在虽然年纪大了，但我的精力还是很旺盛，反应也不比年轻人慢。"

饮食按摩有一套

年纪大了，或多或少会有些疾病，潘主任也不例外，他一直有心动过缓的情况，每分钟心跳只有 50 多次，于是经常在睡前做做胸口按摩，每次 60 下左右。

"5 年前，我因患胆囊炎而切掉了胆囊，很多人会因此出现消化不良，为了保护胃肠道，我在饮食上比较注意。平时我不碰烟酒，饮食也选易消化的食物，绝不暴饮暴食。"潘主任说，尽管目前有报道说，只有 30% 的胆固醇是通过饮食摄入的，但还是要少吃，自己一天最多吃半只鸡蛋黄。

平时，潘主任会从超市买许多酸奶和牛奶回来，一个礼拜喝牛奶，一个礼拜喝酸奶，如此交替喝。对于冷藏酸奶，他会事先放在温水里加加温；鲜奶一般会选择常温奶，不让肠胃受凉。

"每天早上，我会把手掌放在小肚子上，分别按顺时针、逆时针方向打圈按摩 18 ～ 30 次，以增强肝脏和肠胃功能。"

大咖口述

预防骨质疏松并非是把"钙"吃进去

人老了，身体各器官也开始衰退，尤其是骨骼。俗话说，生命在于运动，长寿在于少动，关节不好的人不要爬山。平时，我坐着时会有意识地多蹬蹬腿，在不负重的情况下锻炼骨骼肌肉，保证肌肉不萎缩。

有很多二三十岁的年轻人，一来就问我要不要吃钙片，我的建议是不要吃，我自己也从不吃各种钙片，因为含钙量高的药物未必是好东西，肠胃不好的话很难吸收。所以预防骨质疏松并不是光吃钙片那么简单，弄不好的话还会有副作用。平时做到饮食均衡，多吃豆制品、鱼虾类食物，这样比吃钙片要好得多。

我对骨骼健康的心得是，平时走路走得慢一些，尽量少爬山，时常做做颈椎提拉（用手从下往上提拉颈椎 20 次），走路时不要盯着手机看。

我经常在家里练习倒走，晚饭后或临睡前，我会在客厅里倒走 15 ～ 30 分钟，走的时候尽可能抬头挺胸，但步子不宜太快或太大。另外，我对沙发和床垫的软硬度比较在意，我一直喜欢睡棕绷床，从来不睡席梦思。

第三章
YANGSHENG

养生就是性命双修，让肿瘤君「滚蛋」

养生大咖

林黛玉为什么红颜薄命？

针灸大师方剑乔：生气时就要宣泄

大咖名片 方剑乔

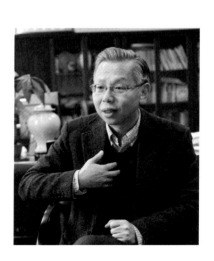

国家级名中医，留日医学博士，全国名老中医药专家工作室专家。浙江中医药大学校长、主任中医师、博士生导师。中国针灸学会副会长，卫生部和浙江省有突出贡献的中青年专家，曾赴美国、日本、巴西等国讲学和工作。在针灸镇痛、针药结合治疗风湿病和中医调理方面有较高造诣。

采访完浙江中医药大学校长、国家级名中医方剑乔，同行的摄影记者郑老师感叹："别看方校长一头白发，但他的肤色红润而有光泽，而且身体好，精气神十足，一看就知道他很懂得养生。"据方剑乔自己介绍，这头让他"显老"的白发是家族遗传的，而在记者看来，白发更增加了这位高级知识分子的神韵。

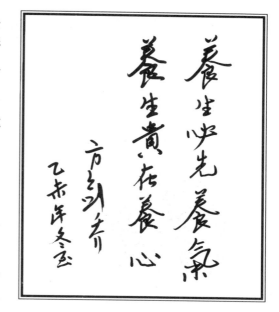

对于养生，方剑乔认为，饮食和锻炼是最基本的，但高级养生实际上就是养气。他反对过度运动，主张静养、调气，心中有怒火就要发泄出来。

养生必须调气

中医认为，人的生命赖气而生，气存则生，气失则亡。

《黄帝内经·素问》指出："余知百病生于气也，怒则气上，喜则气缓，悲则气消，恐则气下，寒则气收，炅则气泄，惊则气乱，劳则气耗，思则气结。"也就是说，人体许多疾病的发生都是由于脏腑的经脉气机失调所致。

"很多人将养生理解为饮食和运动，当然，这是最基本的，但真正的养生要调气。"方剑乔开门见山地指出了养生观念上的误区，并向记者示范自己常用的调气方法：正坐，闭目，将十指交叉的手掌置于腹部，深呼吸。"吸气时，要让气下沉，脑子可以想着气在下沉。"

有时开会时间很长，疲惫了，他就会闭上眼，花3～5分钟做一下这套调气法，马上就感到轻松了。他认为，这样的静养方式最简单，也最适合普通大众。

古代讲究养生的人都把精、气、神称为人身的"三宝"，即精满、气足、神旺。静坐息心，心息则神安，神安则气足，气足则血旺，血气流畅，百病则消。

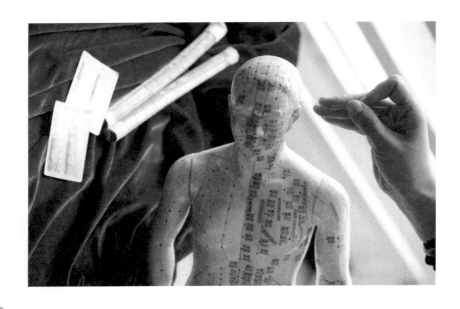

不主张过度运动

民间素有"千年王八万年龟"之说，龟少动而长寿。

"这么多年来，我一直住在中医药大学的家属楼，有很多邻居都是名老中医，但我很少看到他们参加高强度运动。"方剑乔认为养生主要是静养，但这种静不是完全的静止，一个人呆呆地坐着；而是静中有动，即气息、意念在动。"就像乌龟那样，虽然没有爬行，但在呼吸。"

对于肢体锻炼，他认为久卧伤气，久坐伤肉，所以老年人跳跳广场舞是有好处的，能够促进血液循环，带动血中之气运行，血以补气，气以行血，两者互相促进。

这和国学泰斗季羡林先生的养生观类似。季老出生于 1911 年，享年 98 岁，素有"三不"养生经，即不挑食、不锻炼、不嘀咕。他所指的"不锻炼"并不是反对体育锻炼，而是反对"锻炼主义"，即一切为了锻炼、锻炼只是为了活得更加长寿这类比较极端的做法。

"肢体运动能带动血气，但不能带动经络之中的气。调经气可以通过静坐调息、练书法等方法实现。"方剑乔说，静坐时可以想想西湖边的垂柳以及一些美好的风景，让自己实现身心的放松。

心中有火就要发泄出来

气顺是养生的根本。现代人往往有气虚、气郁、气滞、气泄等问题，这些都是疾病发生的根源。比如有的肿瘤在医学上没有确切病因，中医则认为与"气郁则痰凝，痰凝则血瘀"有关。

另外，我们经常说，要少生气，因为"怒则伤肝"。但方剑乔认为，有的人遇到生气之事时往往是表面不怒，心中暴怒，这种怒不发泄出来就会导致情绪郁结，就像《红楼梦》中的林黛玉，忧愁伤肺，经常自己找气生，所以导致红颜薄命。

"前段时间，因为学校的一处基建设计方案不合理，我们就要求设计院修改，但他们不想改，我就拍了桌子，发火了。"方剑乔说，有火就要发，发出来就过去了，不要老纠结。

方剑乔在日本留学时注意到，平日里日本人很谦恭，遇到事情时较隐忍，但到周末就要去喝点小酒。其实，喝酒也是一种发泄方式，总不能让自己老憋着，所以日本人比较长寿。另外像夫妻间吵架，吵完后妻子就去疯狂购物，这也是一种宣泄方式。

饮食应量出为入

对于饮食，养生理念上有"蚁食"一说，即主张粗茶淡饭，少吃点。平时，我们也经常说"早上要吃得好，中午要吃得饱，晚上要吃得少"。

对这些说法，方剑乔认为不能太机械，要讲个性化，饮食应量出为入。比如城里的老人要买菜、带孩子，很辛苦，如果不摄入足够的蛋白质是不行的。

"我平时工作很忙，早餐就要吃得丰富点，但周末可以睡个懒觉，早上就喝个粥，放点榨菜、肉松。"他说，体能上消耗多少就补多少，不挑食，不偏食。

养生大咖

何富乐：养生从30岁开始

从六公园到一公园，
7年坚持来回跑

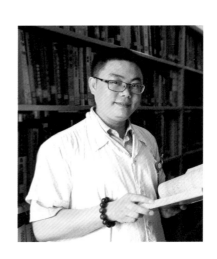

大咖名片 何富乐

杭州市第一人民医院中医科主任中医师，国家级名老中医（中医肿瘤）学术经验继承人，谙熟中医养生。现任浙江省中医药学会营养与食疗分会副主任委员，中华中医药学会肿瘤分会、亚健康分会和治未病分会常务理事或委员，全国卫生产业企业管理协会委员，浙江省中医药和医药科技评审专家库成员。浙江省科普作家，多家媒体的专栏作者。

市一医院有位中医师，在过去的 7 年中，他天天早晨 5 点半起床，从六公园跑到一公园，再从一公园跑到六公园，30 分钟打个来回。途中，他还会拿着数码相机拍拍西湖的美景，他说这样的状态很惬意。

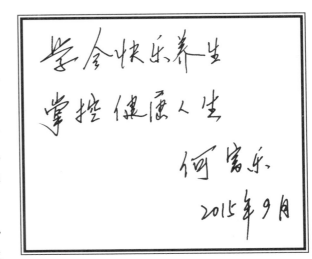

因为这个坚持，他的心脏病和脂肪肝好转了，记忆力也变好了。如今，他每天用快走代替跑步，平均每天 10000 步，有时还和手机里的好友比赛。他在自己写的《一日简易快乐养生法》一书里这样说：养生从 30 岁开始。

他就是市一医院中医科主任中医师何富乐。

心脏早搏让他有了养生意识

1999 年，何富乐大学毕业参加工作，被分配到市一医院急诊科轮转。"那时常忙得昏天黑地，但我读大学时比较注重锻炼，自认为身体蛮好，有时上完夜班也不休息，直接和朋友出去玩。"

身体的改变发生在 2001 年，一次上夜班，何富乐突然感觉心慌，身体有说不出的难受，检查发现是心脏早搏。"看到这结果，我吓了一跳，猛然发现身体出了问题，必须好好调养了。"第二天，何富乐和同事换了班，带上 14 帖中药回了龙游老家。那半个月，他哪都不去，天天待在家里休养生息，吃吃睡睡，看看书，宁神静志，后来早搏发作的次数明显减少了。

"回来上班后，我意识到好身体要靠养，便开始了规律作息，同时有意识地积累一些中医养生方面的知识，偶尔也进行一些体育锻炼。"后来，他看到一位 38 岁的邻居，天天早起坚持慢跑，身体很好。受他的影响，何富

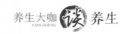

乐也开始偶尔跟着他跑，从六公园到柳浪闻莺跑个来回，总路程大约 4 公里。

从六公园到一公园，跑个来回

何富乐说，真正开始规律运动，大概是从 2007 年开始的。

"我摸索了很多路径，如从六公园往白堤跑，但那条路人多车子多，空气不好；之后发现从六公园跑到一公园打个来回比较好，便固定下来了。"何富乐摸索出了一个固定的跑步模式，总长 3 公里，跑一个来回约 30 分钟。

每天早上 5 点半，他会带上数码相机出门跑步，沿途看看西湖，顺便拍些美景，再跑回来。途中，他很注意监测自己的心率，一般控制在每分钟130 ～ 140 次；如果感觉心率太快，就会停下来走路。他的原则是年龄加心率不超过每分钟 170 次，只要能做到不换气讲一句完整的话，运动就没有过量。

"许多人问我，天天跑步是如何坚持下来的，碰到下雨天怎么办？这么多年跑下来，我只碰到过十来个大雨天，这个时间段有大雨的日子真不多。"实际上他也不是一年四季天天跑，而是每周跑上四五天，一年只跑三个季节。

"中医说天人相应，冬天要藏，要养精蓄锐，应该早睡晚起，所以冬天的早晨我跑的次数不多。"另外，何富乐从不在晚上跑步，他按照自然规律，早上太阳出来出门运动，晚上日落便回家休息。"跑了这么多年，我最大的感受是思路更敏捷了，记忆力也更好了。这几年我的学术论文和科普文章越写越多，脂肪肝也有转轻的迹象。"

搬家后每天快走 10000 步

"跑步前后，我通常各喝 500 毫升水，夏天在跑前会喝点淡盐水，如今家搬到中山路张同泰附近，加上空气不好，我就用快走来代替跑步。"何富乐说，现在大家都流行用手机计步，他也不例外，每天上下班，从家里走到单位大约 1500 步。

"我车也不开了，在单位参加会诊，下楼梯时就不坐电梯，走下来到 14

楼会诊也是这样。"何富乐掏出手机说，自己平均每天走 10000 步，最多的一天走了 30000 多步，现在已经把运动当成了生活的一部分。

天天快走，是不是需要一双很好的运动鞋？听了这个问题，何富乐笑着抬起了双脚，脚上是一双皮鞋。"这个不用太刻意，你看我，天天就穿着这双软底皮鞋走路。"何富乐说，他会抓住一切运动的机会，化整为零。除了每天走路外，在家里打扫卫生、双休日带孩子出去散步，都是很好的运动方式。

在《一日简易快乐养生法》这本书里，何富乐这样写道："好的养生方法，要做到简易、快乐、有效。"他认为，养生的目的就是尽可能地保持身体的最佳状态，所以养生最好从 30 岁就开始。他有一个观点，维护比重建简单，养生不仅仅是老年人的事。无论什么样的养生行为，快乐是第一位的，功利性别太强，每天要快乐地慢跑、开心地吃好。

大咖口述 **我这样预防肿瘤**

我的专业方向是中医肿瘤和中医内科，所以我总是建议肿瘤患者改善生活方式，渐渐地，我发现自己也向这种健康的生活方式靠拢了。健康的生活方式很简单，就是多吃新鲜蔬菜，不要吃得太饱，要时常保持一些饥饿感。

为什么要保持一定的饥饿感呢？道家讲"虚则灵"，人们常保持这样的状态，就能保持清醒和健康，这也是养生的目的。我的饮食原则为"七七二三"，即每餐进食量控制在七分饱，每餐素食占七成，每餐二两主食，每日三餐。

我的早饭一定是稀饭、鸡蛋、粉丝、面条等，绝对不吃萨其马之类的零食；中晚餐蔬菜占 60% ～ 70%，荤菜占 30% ～ 40%。平时偶尔根据体质加入适当的食疗，比如山药米仁粥、降脂明目茶、菊花茶等。

我每天晚上 11 点前必定上床睡觉，早上 6 点前必定起床。我平时不吃补品，冬天会每天吃三四个大核桃，中医讲核桃补肾，它对生殖、骨骼、神经系统、大脑都有好处。冬至前后，我会亲手熬制一款健脾补肾活血、比较平和的膏方吃吃。我有时上夜班太疲劳容易发生头痛，就在夜班前喝点菊花、天麻泡的茶，它有平肝祛风清热的作用。

养生大咖

国家级名中医宋欣伟：养生就是性命双修

30岁后读书唱歌打羽毛球

30岁前打篮球，

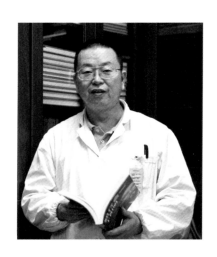

大咖名片　宋欣伟

　　国家级名中医，主任中医师、教授、博士生导师，第五批全国名老中医药专家学术经验继承指导老师，浙江省"宋欣伟名老中医传承工作室"带头人。现任浙江省中西医结合风湿病专业委员会副主任委员、浙江省中医风湿病专业委员会副主任委员、浙江省中医院风湿免疫科主任。

"和我聊养生经，恐怕你要失望了。"60 后的宋欣伟教授是浙江省中医院年纪最轻的国家级名中医，听说要谈这个话题，他哈哈一笑说，"我从来不保养。"

不过他身边的学生透露了一些小秘密，比如，宋教授下班后会和他们一起去打羽毛球，有时还一起去 K 歌；他家里藏书丰富，平时又嗜书如命，是个在养生上特别接地气的人。

就像宋教授常挂嘴边的一句话：做人要性命双修。

祝 抗癌读者:

盈缩之期

不但在天

养怡之福

可得永年

录曹操《龟虽寿》

宋欣伟

夏天一杯紫苏茶

"我 17 岁就出道了，学中医起初是父母之命。"1978 年，宋教授参加高考，因为他想将来当个文学家，所以考前志愿填了复旦大学。"当时虽然是本地的高考状元，但还是没能进自己理想的大学，最后接受调剂学了中医。"

其实，宋教授和中医的缘分早在高中时就结下了。"上高中时，我买过一本书，书名叫《中草药治疗蛇毒》，我看了书里的内容后就去摘草药来研究，觉得挺有意思。等到上大学真正学习中医，就开始喜欢上了这门学科。"

"学中医要背经典，跟老师，在门诊时，我经常碰到许多被西医断定治不好的病人来求助，这才觉得中医也有神奇之处。"

宋教授受自己老师的影响很大，其中一位硕士生导师是国医大师周仲瑛。他记得以前夏天去周老师家里，都会喝到一杯紫苏叶泡的茶。"当时我还挺纳闷，为什么这个天气，他家里却不喝茶叶？后来才知道这其实是种经典的凉茶，有清热祛湿的功效。慢慢地，我也爱上了这杯特殊的养生茶。"

直到现在看病，他也经常对疲劳体虚的人推荐一些经典方，比如二至丸：取玉竹、黄精各 20～30 克，女贞子、墨旱莲各 12 克，桑葚子 12 克，放在一起煮水喝。男女通用，四季皆可，每天喝一次，连喝两三天，有补益作用。这些中药食材属于药食同源，性平和，服用后可以通便、通气血，特别适合于经常熬夜的人。

好身体是因为年轻时喜欢打篮球

宋教授是个特别静的人，说话、做事慢条斯理，原本以为他不太喜欢运动，却在聊天时意外发现他年轻时竟然是个篮球爱好者。

"从小学到大学，我一直喜欢打篮球，从班队到校队都是队长，打的是后卫。当时我有个绰号，叫'矮子队长'。"宋教授边说边哈哈大笑，篮球是他最喜欢的运动，一直打到 30 岁进入浙江省中医院工作时才停止。"打篮球经常冲撞，特别过瘾，那时身体结实啊。现在的好身体，都是那时打下的基础。"

不过宋教授也有过受伤的时候，有一次膝关节扭伤，大腿里都是淤血，当天做了冷敷，第二天就去针灸科打了梅花针，再用拔火罐将淤血吸出来，第三天就好转了。"打这以后，我每次扭伤或撞伤，都会用这个方法来治疗，效果还挺好。"

如今，每天的门诊从上午 8 点看到下午 5 点，中间只有短短半小时的吃饭时间，宋教授没时间打篮球了，便改变了自己的运动习惯。"当医生挺累的，有时这么长时间坐下来还容易打瞌睡，我就经常起来出去走走。另外，我的学生挺多，下班以后就跟着他们去运动。"

从今年开始，宋教授每个礼拜都会抽一天时间，下班后跟着学生去工人文化宫打两个小时的羽毛球，虽然少了打篮球时的激烈冲撞，但疏通筋骨的作用也挺好。

预防慢性病要性命双修

"我从 1983 年工作至今，这几年碰到的慢性病病人越来越多，而且许多疾病与心理因素有关。"宋教授说，心理因素可以影响免疫系统，加上身体疲劳，疾病的症状就会被放大。"我常

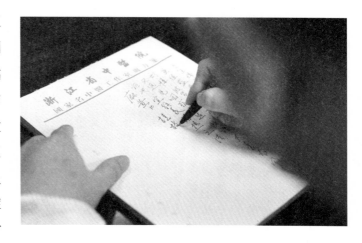

常思考，病人的身体疾病可以通过中药调理，但心病也需要解开。要想身体健康，必须做到性命双修，也就是要修炼身心。"

以前读硕士时，宋教授对一位陕西籍的同学印象深刻，他在开学时从家里带来一张很大的垫子，经常一个人在房间里打坐。"每个人的养生方式不同，打坐只是其中的一种，还有人学习五禽戏等。我认为通过外在形式来达到身心的调理，达到虚无状态，让心灵纯洁、喜悦，就能强壮身体。所以无论做什么，只要适合自己且自己喜欢，就是最好的。"

看书是宋教授的另一个爱好，他主要看三类书：①从古至今的中医书籍；②哲学性的书籍，如讲述王阳明的《知行合一》；③历史小说，如二月河的《帝王三部曲》等。

"年轻时总喜欢往外跑，到了 45 岁以后，人就静下来了，喜欢在家看书。我家里的藏书特别多，四个大书柜还放不下，平时有空，我会反复翻看，对一些特别有哲理性的语句还会标记下来，记在脑子里。"

宋教授最喜欢的一段话，是曹操创作的一首乐府诗《龟虽寿》里的几句："盈缩之期，不但在天；养怡之福，可得永年。"意思就是，人寿命的长短，不仅是由上天决定的；调养好身心，就可以益寿延年。

大咖口述 跳广场舞、唱歌最养生

平时我看风湿免疫疾病最多，这种病无法根治，来找我的病人大多有骨质增生，我会推荐他们做些有节奏的运动，比如跳广场舞。这种运动不枯燥，可以调动全身肌肉，特别适合类风湿关节炎、红斑狼疮等需要长期服药的病人。

调理免疫系统要修心，除了跳舞外，唱歌也不错。经常看到小区里的大伯大妈们在唱歌，这挺好，可以增加肺活量，还能让血液循环更顺畅，唱完后整个人也会热乎乎的。我有时也会跟学生去唱卡拉OK，唱美声居多。

平时，我也会喝点小酒，加饭酒、红酒等都喝，但不喝啤酒和药酒，一是不喜欢，二是药酒性太热，不适合我的热性体质。不过，我一般第一天喝了，第二、三天就尽量不喝。

累的时候，我会吃点蜂王浆，平时坐久了腰酸，每天早上吃一勺来补气。另外，我也会用白参煮水喝，白参一年四季都可以吃，一般炖好后，每天喝一点，一连喝四五天，也有补气的作用。

養生大咖

饭后百步走，不如抖一抖

国家级名中医陈意：生命在于平衡

大咖名片 陈 意

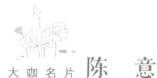

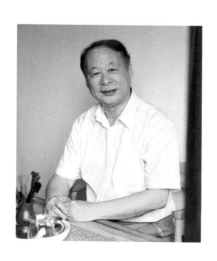

国家级名中医，浙江省中医院中医内科主任中医师、教授、博士生导师。全国名老中医学术经验继承优秀带教导师，全国名老中医药专家"陈意传承工作室"导师，浙江省名中医研究院副院长，浙江省十届人大常委，浙江省人民政府咨询委员会研究员，浙江省中医药学会老年病分会主任委员。原浙江省中医院中医内科主任、浙江中医药大学中医内科教研室主任。

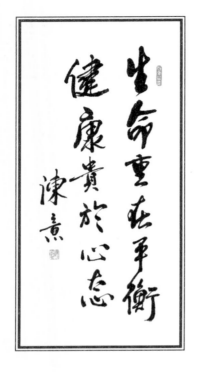

"我没有什么养生经。"约国家级名中医、浙江省名中医研究院副院长陈意教授做专访，请他谈谈自己的养生经验，他总是这样谦虚地回答。和他见面时，他刚好来报社做完一场养生讲座，不少大伯大妈一拥而上，掏出自己家的中草药，向陈教授请教如何服用。末了，陈意教授笑眯眯地告诉我："噢，养生就是有一个自己喜欢的职业，并且保持好心情。"

在和他聊天的一个小时中，我发现，陈意教授已经将养生深深地融入生活之中：他有遇难姑息的大智慧，他有适当运动的好习惯，还有一套私房"抖抖操"。他说，生命在于平衡，并非多动或少动这么简单。

没办法改变就姑息

陈意教授是一个很爱笑的老中医，他思维敏捷，说话滔滔不绝，他今年虽然已经 71 岁了，但每周还要坐 6 天门诊。他说，关键是保持一颗愉悦心。

"我们这个年代的人都很乖，不浮躁，喜欢平淡生活。我没什么嗜好，平时不炒股票，不看足球，不好烟酒，你问我爱什么，我就喜欢给病人看病。"陈意教授每天的专家门诊都在上午，每次要看五六十个号子，面对愁眉苦脸的病人，他从来没有觉得烦的时候。"看病是我生活的一部分，我喜欢这个职业，有时候放长假，在家待几天见不到病人就难过。告诉你，有个喜欢的职业，对养生很有好处。"

在陈意教授的字典里有一句话：精神之于形骸，犹国之有君也。这句话的意思是，从养生的角度说，人的心情统帅一切。

陈意教授曾去电视台做过好几期节目，主要点评那些长寿老人的养生方法。"我发现，这些长寿老人的生活习惯各式各样，但有一个共同点，就是心态都很平和，从不与人计较。"

陈意教授自己也是这样一个人，他认为学会姑息是大智慧，遇到没法改变的情况时，就应该学会放下。"总把事情放在心里，自然让自己受气，得不偿失。但学会姑息，也要保持上进。"

每晚饭后走路 1 小时

"如果你要写，就一定要告诉大家：生命在于平衡。有人说生命在于运动，长寿在于少动，对于这句话，大家理解得还不够全面。保持平衡的意思是，平时不动的人要动起来，运动多的人要少动。"

陈意教授说，以前他很少运动，不过从 50 多岁开始，他养成了一个每天走路的习惯。"我每年一次的体检是必做的，这是对自己的身体有个交代。不过原来不注意，人到中年时开始出现了高血脂、高血压、高血糖，我就意识到是时候要动起来了。"

陈意教授平时早上都是开车上班，门诊又是坐着，因此晚上吃过晚饭后，他一定会出门走路。

"我住在城西古墩路，每天晚上吃完晚饭，7 点的气象预报一看完，就和老伴出门了，从古墩路的沿山河走到高庄，再走回来；周末就去植物园或老和山，每次 1 小时，走四五公里，到晚上 8 点回家。"陈意教授说，他走路的速度比散步快一些，一个小时打来回，哪怕下雨天也不例外，带把伞就出发。"我到这个年纪，反应还很快，与走路使大脑血液循环加快也有很大关系。"

看病间歇起来"抖一抖"

采访间歇，要不是陈意教授突然起身"抖一抖"，还真不知道他有一套深藏不露的养生操。他边做边说："饭后百步走，不如抖一抖，在没有条件的环境下，抖一抖也很好。"说完哈哈大笑，旁人也忍俊不禁。

为了做好标准动作，让大家学一学，陈意教授现场示范，他两脚分开同肩宽，两只手像小鸟挥舞翅膀一样开始抖。"这是我自己独创的，要诀是全身一起抖。两只手同时向前抖抖，向左抖抖，向右抖抖，分别抖100次，这样可以让全身肌肉放松。此操不限场地，只要疲劳了就能抖。"陈意说，10多年前，自己工作非常忙，没时间走路，就想出了这么一套动作，自己觉得这么多年"抖"下来，身体也好了不少，而且男女老少都能做。

"这个操很简单，对一些长期坐办公室的白领也很有好处。一般在电脑前坐两个小时以上，就可以站起来抖抖了，对颈椎、腰椎都有好处。你看我这个年纪，脊椎方面的疾病一点都没有。"

大咖口述 **我这样养生**

我是一名中医大内科医生，什么病都看，从1966年开始当医生算起，在50年里看了70万个号子。我总结的经验是：心情愉悦，生活有序，饮食有节，适当运动。

这么多年来，我每天早上坚持6点半起床，7点开车出门，7点半到医院，吃个早饭开始工作；中午12点多下班，吃完中饭后会诊；下午到家就喝喝茶、看看书；晚饭吃完7点一过，就出门散步；8点回家再看会儿业务书籍或杂志论文，10点半必定上床睡觉，一觉睡到天亮。人家说这样生活不无聊吗？我倒觉得天天看病、看论文都是用脑，可以增强记忆力和反应力，和同龄人比，我的身体素质还不赖。

每天的早饭，我一定吃两个包子、一碗豆浆、一只鸡蛋；中饭随意；晚饭一定在6点吃。我不好烟酒，偶尔有应酬，白酒一定不碰，顶多喝1～2两红酒。

平时我也比较注意进补，不过不吃铁皮枫斗之类的补品。一年四季，我会用参炖水喝，这个习惯已经坚持了七八年。头天晚上，我会取6克西洋参或6克生晒参炖水，第二天一早起来空腹喝，每天一次，喝5天换一换。西洋参偏凉，生晒参偏温，两者药性中和，留下补性，可以补气。

中午休息，饭后散步，
饮食温软，常怀『六心』

省级名中医陈永灿：
养生就是养成好的生活习惯

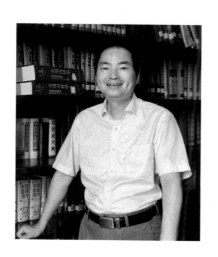

大咖名片　陈永灿

浙江省名中医，全国优秀中医临床人才，浙江省立同德医院主任中医师。《浙江中医杂志》、《养生月刊》常务副主编，浙江省中医药学会中医经典与传承研究分会主任委员、养生康复分会副主任委员。

在养生实践中生活
在起居活动中养生

陈永灿
2015年9月

"养生生活化，生活养生化"，这是陈永灿对养生的理解。他在平常生活中注意养生保健，将养生行为融入生活方式中。

陈永灿认为，中医养生的基础方法是起居养生，而"起居有常"则是起居养生的基本原则。

养生不在于去吃什么、怎么锻炼，而在于养成良好的生活行为习惯。养生就要做到作息有规律，中午适当休息，饭后可以边散步边摩腹，饮食注意清淡温软，心态保持乐观豁达、心绪和畅。

午休以半小时至一小时为宜

陈永灿认为，中午休息一会儿很重要。很多名人都有午睡的习惯，像南宋诗人陆游，他读书很勤奋，晚间常常到"二更鼓尽"才休息，但中午要稍睡一会儿，这一生活习惯让他始终保持着旺盛的精力。

"午休时间不能太长，以半小时至一小时为宜。"陈永灿解释，如果时间过长就会越睡越想睡，起床后反而感到更加困倦，头脑不清醒，晚上上床后又难以入眠，这就扰乱了正常的生活节律。

为什么睡多了反而不舒服？研究显示，一个睡眠周期为 90 ～ 120 分钟，其中有 30 分钟左右的深睡眠。半小时的午休时间一般尚未进入深睡眠，起来后很快可以恢复精神，投入工作；若是深睡之后再起床，则脑力恢复正常需要有一个过渡时期。因此也可以说，浅睡主要恢复脑力，深睡主要恢复体力。对于重体力劳动者来说，睡觉时间可以相对长一些。

午餐后可以先散步片刻，回到室内之后，或进行午睡，或闭目养神，或欣赏音乐，或玩弄花草，或叙谈家常，这都是午休的形式。实际上，无论何种方式，只要能够进行短暂的休息，使心情恢复平静，消除疲劳，都是可以采纳的。

边散步边按摩腹部

"饭后百步走，活到九十九。"如果进食后马上上床睡觉，往往容易造成饮食停滞，不易消化，轻者引起食积、胃部饱胀、嗳气、不思饮食；重者还会损伤脾胃功能，带来各种脾胃疾病。

另一方面，饭后也不能马上做剧烈运动，因为剧烈运动时心肺活动增强，肌肉对血液和营养的需要也大大增加，这样胃肠道的血液供应就相对减少了，不但不利于食物的消化，还增加了胃炎、阑尾炎甚至胃肠穿孔的可能性。

散步是一种轻微的活动，有助于食物的下行、消化和吸收，在饭后散步的同时还可以做腹部的保健按摩。陈永灿说，他曾诊治过一个50多岁的女病人，患慢性胃炎好多年，吃了很多药，就是脘腹胀满的症状难以消除，他建议她在吃中药的同时进行晚饭后散步摩腹，三天后症状就有了明显改善。

具体做法是：在缓缓步行的同时，用手掌按于腹部，以脐部为中心，先逆时针方向再顺时针方向做打圈按摩，用力适中，动作轻缓，着力均匀。这样散步加上按摩，很快就能消除饱胀感，起到帮助消化的作用。

所谓"百步"，也就是个约数，可以是二三百步，也可以是上千步，走若干步后，停歇片刻再走也未尝不可。散步的时间短则10分钟，长则半个小时，根据实际情况而定。

饮食要清洁、清淡、平衡、温软

"夏天，虽然冰啤酒和香辣小龙虾吃起来很爽，但很容易导致肠胃出问题。"陈永灿是胃肠病方面的专家，他在饮食方面虽然不是很挑剔，但是冰冷的、烧烤油炸的食物，他会尽量不去吃。

对于胃肠病要三分治、七分养，他建议饮食上要注意以下几个方面：

清洁：饮食一定要清洁卫生，把好入口关，可防止夏秋季急性胃炎、腹泻等。

清淡：饮食宜口味清淡，避免过酸、过辣、过咸等，避免肥腻厚味。

平衡：即营养平衡。中医先贤提出"五谷为养、五果为助、五畜为益、五菜为充"，主张饮食全面，相互补充，很有道理。

温软：应慎吃生、冷、硬及烧烤煎炸食品，如棒冰、冷饮、快餐之类。

慎食：要改良饮食嗜好，如戒烟，少喝酒、浓茶、咖啡等，慎食霉、腌、熏制品（如咸菜、霉干菜）等。

另外，还可以辨体施食，如阳虚质的人可吃点生姜、桂皮、茴香等，气虚质的人可吃点山药、莲子、黄芪炖鸡等，阴虚质的人可吃点百合、银耳等，血虚质的人可吃点红枣、枸杞子等，火盛质的人可吃点绿豆、菊花、金银花、苦瓜等，湿热质的人可吃点米仁、赤小豆、鲤鱼、冬瓜等。

乐观豁达，常怀"六心"

有很多人来找陈永灿看神志方面的疾病，如焦虑、抑郁等。"养生须养心，要以乐观豁达的态度对待人生，以开朗豪放的情怀处理世事，保持心情和顺畅快。"

陈永灿以明代石天基提倡的常存"六心"来要求自己：

安静心：安静，不妄想，不贪求，不患得患失，保持心神安畅。

善良心：心地善良，助人为乐，一言一行，都要有利于人生事业。处处与人为善，问心无愧，心里自然舒坦。

正觉心：知邪与正，明是与非，正邪不两立，是非勿混淆。保持觉悟，维护正气，心明眼亮，自然排除烦恼纷扰。

欢喜心：随遇而安，随意而适，不做过头事，不伤和气心。

和悦心：以和为贵，对人态度和蔼，谦虚谨慎，胸怀开阔，宽宏大量，不斤斤计较，不耿耿于怀，以和悦之心待人，人乐己亦乐。

安乐心：凡人一生少有不遭逆境者，遇逆境要善于排解。

不吃小龙虾和反季节蔬菜，闲时发呆5分钟

「肿瘤克星」林胜友：
绝不当生活中的「留级生」

大咖名片 林胜友

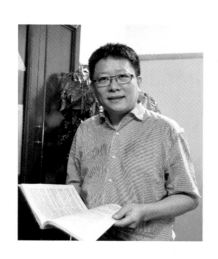

杭州市肿瘤医院副院长，主任中医师、肿瘤学硕士、中医学博士、博士研究生导师，已培养研究生20余名。浙江省中青年临床名中医，浙江省新世纪151人才，杭州市一类医学重点学科肿瘤内科（中西医结合肿瘤学）学科带头人。主持国家自然基金、"863"项目子课题、科技部行业专项等10余个科研项目，获教育部科技进步二等奖等多项科研奖励，发表论文70余篇。

祝杭报读者：
心身健康，快乐养生
林胜友

杭州市肿瘤医院副院长林胜友是位肿瘤中医学博士，经常有患者问他，为什么有些人很注重养生，却得了癌；有些人烟酒不离口，却还能活到九十九？这个问题还真没有标准答案，但林胜友说，良好的心态是养生的基础，要防癌，一定不能当生活中的"留级生"，要活得有质量。

癌症是不良因素的综合结果

"我学中医是个意外"，林胜友副院长说，年轻时自己身体非常差，一年四季不能吃年糕，一吃就肚子痛、腹泻，还经常感冒发烧，从三五岁开始就喝上了中药。一直到读大学，身高也只有 1.67 米，体重只有 60 公斤左右。

"那时我家隔壁有位老中医，很多人生病都会请他看，我上大学以后，每年寒暑假回去也要找他抓药。我还记得，他的方子里有党参、山楂、干姜等，吃了几服中药后，脾胃虚寒的症状就好了不少。"林胜友说，本来他高考志愿填的是警察，因为家人希望他能像邻居一样当中医，便临时改了志愿读了中医学，工作后，又读了西医肿瘤学和中医内科学博士。

"很巧的是，后来我坐门诊时碰到了一位肺癌患者来求医，这个人就是当年为我看病的老中医的儿子。"林胜友说，因为自己看的是肿瘤内科，所以总是能遇到不少癌症患者。他认为，良好的心态才是养生的基础，所以立下了座右铭：快乐生活每一天，健康工作 50 年。

"现代医学认为，肿瘤的发生有四大原因：遗传、环境污染、生活习惯不良、年老。哪个因素起决定作用尚不明确，但有利的因素越多，得癌的概率就越小。"同样是两个老人，一个虽然抽烟喝酒，但能做到定时作息，饮食卫生，定期锻炼，总的来说患癌的概率还是比较小的；另一个虽然不抽烟不喝酒，但整天玩通宵麻将，吸二手烟，吃饭饥一餐饱一餐，心情抑郁，就容易患癌。

工作中发发呆是最好的养生法

中医讲得最多的养生理念就是要顺其自然，林胜友将这句话发挥到了最大化。"我以前经常打羽毛球，现在已经不太打了，而是经常喝喝茶。有时坐门诊，从上午 7 点多看到下午三四点，我也会抽空出去活动几分钟，呼吸呼吸新鲜空气。"不过，因为没有时间，他从来不给自己制订固定的锻炼计划，他认为每个人情况是不同的，所以要选择适合自己的养生方法。

"遇到困难时我会积极面对，一旦解决不了，我就会放开。有些事情只要尽己所能去做就可以了，但不能让结果影响自己的生活，否则对身体没有任何好处。真的气急恼火时，我就换位思考一下，或者把自己当成第三方，宽慰自己。"林胜友在生活中也常常抱着阿 Q 精神，他发现，发呆是种特别好的养生方法，可以修炼心灵。

"有时在办公室里感到非常疲劳，我会发呆 5 ～ 10 分钟，躺着、坐着、靠着都可以，全身肌肉放松，脑袋放空，想象自己躺在海洋里，四周是安静的海面，或者想象自己躺在云朵中飘浮。这时，我什么也听不见、什么也看不见，整个人感觉非常舒畅。"每天，林胜友必会找时间发会儿呆，他说，有些遇到巨大打击呈现"锁死"状态的人，只要将思维放空发会儿呆，就会恢复过来。

除了放松以外，林胜友还练出了一套意念控制法。"以前我肚子不舒服，就会用手揉揉肚子，脑袋里想象着肠子在蠕动，过一会儿，果然就能感觉肠子蠕动起来了。时间久了，不用按摩肚子，只靠意念，也能有这样的效果。"

绝对不吃小龙虾和麻辣烫

林胜友是温州人，很爱吃海鲜，但这几年，他在饮食习惯上改变不小。

"我不挑食，但对食材卫生很讲究。以前我很爱吃血蛤，现在由于环境污染，近海及滩涂上的海鲜都不太吃了。另外，小龙虾、螺蛳、牛蛙、泥鳅、麻辣烫这些食物我也不吃。平时在家里，霉干菜、酱鸭等也吃得很少，咸菜都是家里自己腌的，腌透了少吃点。外面买的小作坊做的咸菜，有的是用工业盐腌制的，有些甚至用盐酸或硫酸进行处理，我不太放心。"

"我饮食特别注意时节性，反季节蔬菜从来不吃，我认为养生就是要遵从自然，只有根据自然规律取得的食物才能颐养天年。比如夏天吃青蟹最当时，冬天吃梭子蟹、带鱼最好。""我有个朋友开了个有机农场，只种当季菜，我就定了一些。现在这个季节，我就吃秋葵、鸡毛菜、丝瓜、茄子、豇豆、四季豆。另外，我会去超市买些有机大米。"

偶尔参加朋友的饭局，一些稀奇古怪的菜他也基本不吃，更不会半夜三更去吃消夜。"我的病人中，有些女性才30多岁就提前绝经了，还有些很早就得了乳腺增生、甲状腺结节，这些都和生活方式不健康有很大关系。"

大咖口述 **灵芝孢子粉并非人人都适合吃**

大多数人对癌症都抱有恐慌情绪，对它的认识也存在许多误区。之前我常听江浙患者提起，吃鸡肉是发的，会促使肿瘤复发或生长；而吃鸭肉则不会。就因为这个传言，我专门去做了实验，给注射了肿瘤细胞的两群小白鼠分别喂食含鸡肉的饲料和含鸭肉的饲料，经过一段时间后我发现，这两群小白鼠体内的肿瘤均变大了一点，但肿瘤增大的平均幅度并没有差异。因而可以得出结论，癌症患者不能吃鸡肉、可以吃鸭肉的说法是完全没有科学依据的。

对于肿瘤未愈或正在发病的患者而言，我不主张进行过度营养补充，而是应全面平衡地摄取各类营养。许多人认为吃灵芝孢子粉、甲鱼、铁皮枫斗等一定能防癌抗癌，其实这只适合30% ～ 50% 的人群，关键是要因人而异。

我进补会根据季节来选择。春天可以吃些生发性的东西，比如用橘子皮、茉莉花泡茶喝；黄梅天吃点扁豆、米仁；夏天大量出汗，可以吃点西瓜汁、西洋参；秋天气候干燥，就会炖梨或煮白木耳吃；冬天要养阳，就吃高丽参粉，早饭后取1克泡水喝，每个礼拜吃三次，每个月吃两三个礼拜。

每天走路或站桩，
平时仅吃一荤一素

从小跟着爷爷抄方子的名中医庞德湘的养生经

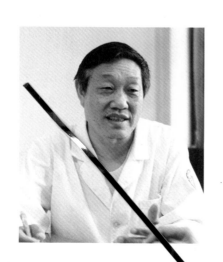

大咖名片 庞德湘

浙江省级名中医，浙江省新华医院肿瘤科主任，医学博士、教授、主任中医师。浙江省中医肿瘤康复重点专科学科带头人，中国医师协会中西医结合医师分会肿瘤专家委员会委员，浙江省中医药学会肿瘤分会常委、医史文献分会副主任委员等。

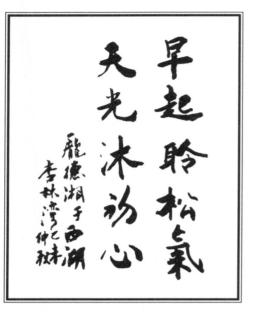

早起聆松气

天光沐汤心

庞德湘于西湖

李林湾乙仲秋

庞德湘出身于中医世家,从小跟着爷爷抄方子,从医已有43年,近30年来一直致力于中医治疗肿瘤的研究。

作为浙江省新华医院肿瘤科主任,他平时蛮忙的,但是再忙他都会去做适当的锻炼,或者到植物园走路,或者到运河边站桩。平时他的饮食非常清淡,夫妻两人,每餐基本上一荤一素。

对于肿瘤患者,他建议除了积极治疗外还要调整好心态,好心态更有利于疾病的康复,同时不要乱吃稀奇古怪的东西,或盲目吃一些国外带来的保健品。

从双腿发抖到浑身轻松

"不是刮风下雨的日子,就和夫人去植物园走走。"庞德湘说,自己就住在医院旁边,吃完晚饭才6点多,他和夫人会坐公交车到植物园,散步近2个小时,然后再坐公交车回家。

当然,有时候天气不好就不去了,改到运河边走走或站桩。

站桩,即身体如木桩般站立不动,是中国武术体系中的一个重要组成部分。在少林武术和一些南派拳种中,就将站桩作为一种基础训练,即所谓"未习拳,先蹲三年桩"。

聊起站桩,庞德湘颇有心得,他说,他站的是无极桩,并现场示范了一下:两脚开步与肩同宽,两膝微屈,两臂自然垂放在大腿边,头放正,下颌略内收,头不能抬太高,上吊百会,下坠会阴,形成一条直线,自然放松,关注呼吸即可。

庞德湘说："以前在运河边走路时看到别人站桩，觉得那没啥大不了，后来自己尝试了一次，站了半个小时就觉得双腿发抖，脑子里会出现各种杂念；现在我能站一个小时，站完后觉得浑身轻松。去的时候坐在公交车上会打瞌睡，站完桩回来就很精神。"

夫妻两人，每餐才吃一荤一素

在饮食方面，庞德湘可称得上非常节制。

中饭，他一般在医院吃，一荤一素两个菜。因为上午比较忙，饭菜多是学生帮他买的，买什么就吃什么，有时去晚了，就吃两个素菜。

晚饭，他和夫人回家自己烧，但也超级简单，两个人就吃一荤一素两个菜。

他说，古代有本专门讲吃的书，叫《食经》，里面称吃到三四分饱为"欠食"，五六分饱为"均食"，七八分饱为"足食"，九十分饱为"满食"。古人提倡日常饮食做到"均食"就可以了，如果是"满食"，那绝对是太多了。

"饮食上应讲究清淡，现在所有的营养专家都提倡清淡饮食，因为现代社会人们的营养太丰富了，居民的蛋白质摄入量普遍较高。"庞德湘说。

肿瘤病人养生，好心态排第一

中医认为，生病主要有内、外两个原因，外因主要是"六淫"，即风、寒、暑、湿、燥、火；内因主要是"七情"，即喜、怒、忧、思、悲、恐、惊。

庞德湘认为，对于肿瘤患者来说，外因有时难以控制，但可以改变内因。改变内因首先就是要保持一个好心态，这一点，估计所有认识庞德湘的人都知道，他总是乐呵呵的，透着一股山东汉子的豪爽。前段时间，他去参加一次行业会议，同行的医生看到他，问他头发怎么会白了很多，他笑着自嘲："其实早就白了，昨日少年今已老，青山依旧好，人已憔悴了！"

如果已经确诊患了肿瘤，就要平静地面对现实，积极治疗，因为抑郁情绪不利于疾病的康复。

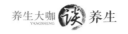

不要乱吃各种国外带来的保健品

很多肿瘤患者及其家属都有一个观念，做完手术、放化疗后，就要给患者多补补，于是，各种肉类、海鲜、虫草、灵芝孢子粉、铁皮石斛都上来了。

庞德湘认为，肿瘤患者首先要戒烟戒酒，饮食方面尽量吃常见的食物，以清淡为主，不要去吃稀奇古怪的东西（如穿山甲、蛇肉等），也不要乱吃各种国外带来的保健品。虫草、灵芝孢子粉、铁皮石斛等都是名贵中药材，有进补功效，但能不能吃还要看每个人的体质，吃之前最好找中医看看。

"有句话说得蛮好，养生、养生，就要养一生，也就是说一定要坚持。"庞德湘说，现在各类养生节目很红火，这对提升年轻人的健康意识是好事，但重要的是要坚持去做。在日常生活中看上去是小事情，坚持下来却是大工程，年轻的时候身体底子好，什么都觉得无所谓，到年纪大了就会体会到身体健康的重要性。

红烧鱼要少吃，一周不超过两次

带过113位博士和60位硕士，
来看郑树教授的养生经

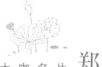

大咖名片 郑 树

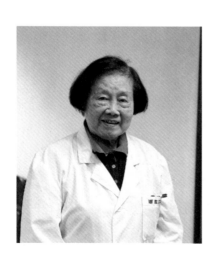

浙江大学肿瘤学教授、博士生导师。历任中国抗癌协会副理事长、全国大肠癌专业委员会主任委员、中华医学会常务理事，兼任全国大肠癌专业委员会名誉主委、国际大肠癌外科医生协会副主席等职。

保持良好心态，
健康生活习惯。

郑树

郑树教授今年 84 岁，她笑称自己是"80后"。

正如金庸送她的那幅字"郑人高义,树木树人"那样，从医 60 年来，郑树教授带了 113 位博士、60 位硕士。浙江大学肿瘤研究所所长张苏展、浙江省肿瘤医院院长毛伟敏、浙医二院肿瘤外科副主任丁克峰……浙江省内、全国乃至国外的很多肿瘤专家，都是她的学生。目前，郑教授还带着 9 个博士生、3 个硕士生，依然坚持每周两次门诊、一次多学科查房，还要外出讲学，参加学术会议，做科研。

提到养生，她笑呵呵地说，自己并没有什么秘诀，心态好最重要，平时每天会走路半小时，以前爱喝绿茶，现在改喝红茶加柠檬汁，不偏食。

吃红烧鱼，一周不超过两次

"现在患肿瘤的人越来越多了，像大肠癌患者，正以每年 2% ~ 4% 的速度增加。"郑树是肿瘤专家，她说，肿瘤的发病和环境、生活习惯、饮食、心态及遗传等相关。

在百度中搜一下"郑树"，里面有个段子："郑树教授建议：少吃红烧鱼。"

"不是说红烧鱼不好，而是这种烹饪方式不好。"郑教授说，动物蛋白和脂肪经油炸（即高温处理）后,会产生一种杂环胺类致癌物质。"我也吃红烧鱼，只不过奉劝大家不要多吃，一周最好不超过两次。"

20 世纪 80 年代，美国研究人员发现，中国人到美国后大肠癌的发生率会增高，于是就有了一个中美联合研究大肠癌发病人群的项目。为了证明油炸动物蛋白和脂肪与大肠癌的发病是否有关，美方将目光投向了炸鸡；中国由于没有相应的油炸食物，所以想到用红烧鱼作对应的研究。筛查结果发现，经常吃红烧鱼的人，其大肠癌的发病率比少吃或者几乎不吃红烧鱼的人要高。

建议 40 岁以上人群每隔两三年做一次肠镜

目前，国际上推荐可在全人群开展筛查的癌症有三种：结直肠癌、乳腺癌和宫颈癌。"建议 40 岁以上的人群每隔两三年做一次肠镜。"郑教授说，虽然大肠癌患者多为五六十岁以上的人群，但现在年轻人也不少。

20 世纪 70 年代末期，嘉善、海宁地区的大肠癌发病率很高，郑树和她的研究团队在海宁整整排查了 24 万多人，用 15 厘米长的直肠镜找出了 4000 多个肠息肉患者（属于大肠癌高危人群），并为他们做了息肉切除术。

本来这件事已经结束了，但郑树觉得没完，不能丢下这些大肠癌高危人群不管。于是每隔两三年，就会对这 4000 多人进行复查，一查就是 20 多年。在复查中发现有 500 多人复发，个别人甚至复发了 5 次，可以归结到基因问题。经过 20 多年的努力，海宁地区的直肠癌发病率、死亡率下降了 31%，结肠癌则下降了 17% 以上，这是多年来全国范围内癌症两率下降的唯一例子。

这两年，郑教授一直在做大肠癌早期筛查的研究，她和她的团队总结出了大肠癌风险评估的标准，一般在 40 ～ 74 岁的人群中可筛查出 15% ～ 20% 的高危人群。"由于很多人不肯做肠镜，所以我们正在研究如何通过大便里的分子标志来早期发现大肠癌。"她说，这项研究很有希望，将大大提高大肠癌高危人群的检出率，减少不必要的肠镜检查。

适当运动，心态好最重要

"对我来说，工作就是生活，所以我一直没太多的时间陪家人，女儿到现在还在说我不够关心她。"郑教授笑着说。她一般是早上 6 点半起床，7 点 20 分出门上班，中午有空会休息十几分钟，打个盹，然后立刻精神抖擞地投入工作，下午 5 点左右下班回家，每天的工作都很充实。

有这么好的精力，可能跟年轻时的运动习惯有关。郑树是 1949 年新中国成立后的第一批大学生，那一年，她考进了浙江医科大学（现为浙江大学医学院）。读大学时她喜欢打篮球，后来做过浙江女子篮球队队长，所以到现在身体还是棒棒的。

现在，她还坚持每天走路半小时，直到微微出汗为止，走路时她尽量避免暴露于有害物质的环境中。"楼梯我尽量少走，这是骨科教授严世贵教我的。关节软骨再生不易，走楼梯容易让关节磨损过度。"郑教授说。

"对于养生，我没啥太多的讲究，我认为心态最重要，做人要肯吃亏，多替别人着想。"前几天，郑教授去银行办理业务，有一个70多岁的老太太原本排在她后面，但银行员工为了照顾老人，把她提到了郑教授的前面。按理说，郑教授的年纪比她还大，但郑教授没有去争，而是默默地等候。

郑教授说："肿瘤的发病和精神抑郁是很有关系的。我们观察到，同样是患了癌症，但乐观豁达的病人要比抑郁悲观的病人治疗效果好。"

以前喝绿茶，现在喝红茶加柠檬汁

在饮食方面，郑教授不偏食，什么都吃，当然，油炸、烟熏食物尽量少吃。

现在很流行吃素，吃素好不好呢？郑教授说，这个问题要区别看待，青壮年吃素问题不大，因为他们可以根据自身代谢，将身体需要的氨基酸、蛋白质从蔬菜里转化过去；而对老年人和小孩来说，光吃素是不行的，因为他们需要大量的氨基酸。

"45岁以后要补充钙片、维生素，多喝牛奶，否则等到骨钙全部流失再补就来不及了。"在郑教授家里，餐桌上总是放着大瓶的综合维生素，她每天早上都会吃一片。

几十年来，郑教授始终保持着喝绿茶的习惯，她的茶杯里往往有1/3的茶叶，她认为茶叶里有茶多酚，抗氧化作用相当好。但是，近年来她感觉一喝浓绿茶就会出现胃食管反流，导致反酸、咳嗽，但喝淡绿茶对她这个"老茶人"来说又不过瘾，于是，最近她改喝红茶，并在红茶里面加点柠檬汁。柠檬虽然味酸，却是碱性食物，对身体好。

做音乐发烧友，喝美式咖啡

想让肿瘤君『滚蛋』，
听听省级名中医郭勇怎么说

大咖名片 **郭 勇**

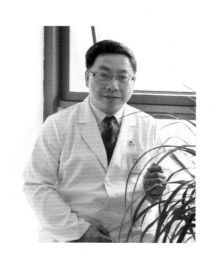

浙江省级名中医，浙江省中医院肿瘤内科主任，教授、主任医师、博士生导师、学术委员会委员，浙江省卫技高级职称评审专家，国家重点学科中医肿瘤病学科带头人，浙江省重点学科中西医结合肿瘤学科带头人。

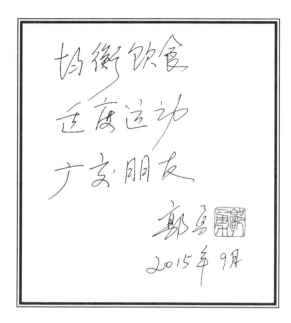

均衡饮食
适度运动
广交朋友
郭勇
2015年9月

上周，与浙江省级名中医、浙江省中医院肿瘤内科主任郭勇教授第一次见面，他的精气神就感染了我们。衬衫、领带、外穿一身笔挺的白大褂，一落座，就有一种医者的气场。看到我们的目光，他哈哈一笑道："这身衣服是新做的。"

郭教授的生活精致而惬意：他酷爱骑行，办公室放着咖啡机和咖啡豆，家里还收藏着不少黑胶唱片。

22 岁时开始爱上骑行

"我爱骑行，从 1983 年 22 岁刚工作时就开始了。那时我住在省人民医院后面的朝晖四区，每天骑车上下班，骑起来那个速度快啊。"郭教授说，年轻时劲头足，只要出门就一定会骑车。

1984 年，郭教授和几个朋友从杭州骑自行车去富阳玩，当天就打了个来回，大概骑了 60 公里。"那时的路不像现在那么平坦，都有坡度，虽然累，但我们热情很高，没有人中途掉队。"

其实，为了玩车，郭教授也"烧"过钱，他当时花 600 多元钱买了一辆捷安特自行车。"好的车，后齿轮大，骑起来很快，不过也容易被偷，当时我的车没过多久就被偷走了。后来，我们再买车时就不买贵的了，我朋友甚至还找来油漆，把新车特意做旧。"

现在，郭教授家里的两辆自行车都是在五六年前买的，那是两辆 26 英寸的女式自行车，总共花了 600 元钱。我问他为什么不选 28 英寸的男式自行车呢？郭教授说，大车的轮毂大，摩擦力也大，骑起来费力。不过他也没少折腾，把两辆女式自行车都拿到车行做了改装。"把后齿轮换大一点，这样骑起来轻松。"

这几年，不管上下班还是出门会诊，只要不下雨，他都会骑着自行车去，所以他的自行车光轮胎就换了十几个。"我们平时坐门诊，经常长时间坐着不动，有时为了增加活动量，我还会下车推着走。骑车时我也会计算心率，我今年54岁，运动时将心率上限控制在每分钟116次以内（170减去年龄）就可以了。"

一年四季水果不断

"中医讲冬天要少动，春秋天可适当运动。现在是秋季，天气干燥，除了运动外，我还吃水果。"郭教授说，他的办公室里经常放着各种水果，每天最少吃一次，这个季节橘子上市，他一口气能吃10多个。"水果的性味很重要，要根据个人体质和当时的环境来吃。有些人容易上火，建议吃橘子时把皮和筋去掉。另外，荔枝性热，但把荔枝皮留下煮水喝，可去热。"

郭教授说，脾胃湿热的人适合吃苹果，但不适合吃香蕉；嘴巴干的人可以吃梨，但不适合吃杨梅。夏秋天大家都喜欢吃西瓜，但西瓜大寒，有些人吃了容易拉肚子，这时候吃杨梅就比较合适。

"我一般只吃应季水果。另外，我属于湿热体质，所以芒果、菠萝、荔枝、桂圆等热性水果吃得少。"郭教授说，秋季吃甘蔗是不错的选择；如果血糖高，吃点黄瓜有清热润肺的作用。

平时去逛超市，郭教授在挑选水果时比较注重口感，比如苹果，他一般只买黄元帅或蛇果，这两个品种吃起来软一点、粉一点，对牙齿好。许多人认为苹果可以连皮吃，不过郭教授不太推荐。"虽然水果皮的营养价值高，但可能残留农药，最好还是洗干净后削皮吃。"

做个音乐发烧友

"要预防肿瘤，就要保持良好的心态，要懂得换位思考，更要用热情感染他人。"这句话如何身体力行呢？郭教授给出三个字：听音乐。

郭教授非常喜爱听音乐,他认为音乐能够陶冶情操,特别是轻音乐。另外,他还喜欢刘欢、毛阿敏的歌,"这两位歌手有一定的音乐素养,他们唱的流行歌曲非常自然、舒服。"

郭教授说，音乐可以使人气息流畅，好像有打通五脏六腑的魔力，况且在中医上也有"五行音乐"一说，可以根据每个人的个性来选择喜欢的音乐类型。中国古代有"五音疗疾"的记载，五音，即角、徵、宫、商、羽，对应五行，即木、火、土、金、水，与人体内相应脏器（肝、心、脾、肺、肾）的功能活动、人的五情（怒、喜、思、忧、恐）相连。

"2004 年，我花 25 万元装修了一套 120 平方米的房子，其中一台夏普液晶电视机和一套环绕音响就花了 6 万元，目的就是为了听音乐。"当时，郭教授还买了四五十张黑胶唱片,其中就有《泰坦尼克号》主题曲演唱者席琳·迪翁的唱片。他说，如果是钢琴伴奏，好音响能听清楚每一个音符，这种感觉特别美妙轻松。

作为音乐发烧友的郭教授小时候也曾经学过音乐："我学过好几年二胡，原来家里还有一把呢！我最喜欢拉《赛马》和《二泉映月》,可惜不太会唱歌。"

大咖口述 ## 喝点美式咖啡能降低肠癌的发生率

中国人 80% 的肿瘤发生在消化道，比如胆囊、胰腺、胃、肠、肝，这与我们以前粗纤维食物和腌制品吃得多有关系。

我是肿瘤科医生，我平时爱做菜，吃得也多，所以特别注意定期体检做胃镜。要预防消化道癌症，平时就要吃得清淡些，我家每天都会吃一些新鲜蔬菜，做法一般都是用水煮或清蒸，很少起油锅。

如今都说粗粮好，粗粮对肠道确实好，但对胃的负担却很重，所以粗粮的比例建议别超过30%。都说面食可以养胃，预防胃癌可以吃些精制面食。平时如果既有饭又有面食，我一定会选择面食，因为它的热量比米饭低一些；休息天在家，我也喜欢吃水饺和面条。

另外，我非常爱喝咖啡，我的办公室里就放着咖啡机、咖啡杯和从不同国家带回来的咖啡豆。上午或下午工作累了，我都会来一杯不加糖、不加奶的美式咖啡，它不仅可以提神，还有预防肠癌的功效，我们肿瘤内科的几位同事都是咖啡的忠实粉丝。

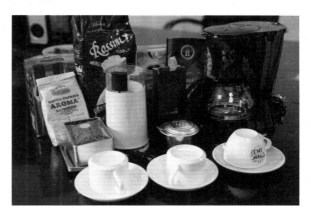

总之，要防癌，就要做到均衡饮食，适度运动，广交朋友。平时别盲目食用铁皮枫斗、灵芝孢子粉这类保健品，它们有清热作用，湿热体质的人吃了没用。

对于那些常年抽烟、喝酒的人，建议少吃辛辣食物和烧烤。还要记住以下四句话：胃不好吃面食，肠不好吃粗纤维，肝不好别吃腌制品，胆囊不好要保持大便通畅。

每周爬一次城隍山
桑叶桑枝泡茶喝，

国家级名中医裘昌林有几张养生秘方

大咖名片 裘昌林

浙江省中医院主任医师（中西医结合）、教授、博士生导师，国家级名中医，第四、五批全国名老中医药专家学术经验继承工作指导老师。曾任浙江省中医院常务副院长，浙江省中西医结合学会常务理事、副秘书长，浙江省中医药学会常务理事；现任中国中西医结合学会神经科专业委员会常委、浙江省中西医结合学会神经内科专业委员会主任委员。

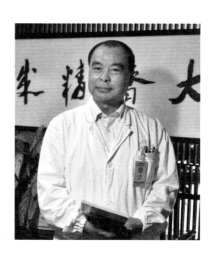

提到养生，不少人会想到晴天走路，不过原浙江省中医院常务副院长、国家级名中医裘昌林教授也提倡小雨天走路。今年72岁的他，走路从来不挑天气，他认为雨雪天出门更有利健康。除了走路外，他每周还会去爬一次城隍山。平时上班前，他会泡上满满的一杯茶，还在杯子里加上桑叶和桑枝，中间还会喝杯美式清咖啡提提神。

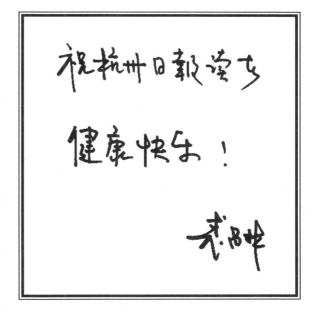

"世界卫生组织有个定义，要达到躯体和心理的双重健康，才是真正的健康"，裘教授说。

每晚8点半前不见客

"养生，最好的方法就是走路。每天我吃完晚饭40分钟后就要出门走走，一般走40～60分钟，60岁不到就养成了这个习惯。"裘教授说，现在许多人年纪轻轻就患上了老年病，因此锻炼要从年轻时开始。"若有人晚上来家里做客，我一般都会让他们8点半以后再来，这样我可以不耽误走路锻炼身体。"

别人都是晴天出门走路，雨天在家休息，但裘教授和他们不一样，就算是下小雨小雪，他也要出门走走，因为雨雪天时空气里的负离子浓度高，而且户外人少，更有利于走快步。

"我女儿给我买了一把很大的雨伞，下雨天我就撑伞出门。下雪天，我会穿一双特制的皮鞋走路。"裘教授说，这双鞋还是七八年前去零下27摄氏度的哈尔滨出差时买的，当时花了100多块钱。"这双皮鞋底厚、分量重，里面还垫着羊毛毡，穿上后很暖和，还不会打滑。"

裘教授说，每次活动后他都感到浑身轻松，非常舒服，待在家里不动反倒浑身难受。因此除了走路外，到了秋冬天，他每周还要爬一次城隍山。

"每周三我在胡庆余堂坐诊，一般我上午7点前就会到堂里，然后上山，最远时走到万松岭烈士纪念馆再回来看病，45分钟打个来回。冬天出汗不多，越走越暖和。"裘教授说，如果哪天觉得累，就少走一段路，爬上城隍山后从四宜路或鼓楼下来，前者来回需要30分钟，后者只要20分钟。

对于腰椎间盘不好的人，他建议最好平地前进和倒退交替着走（当然，倒退时要缓慢，不要跌倒），还要睡硬板床，不要爬山，负重以一把热水瓶的重量为极限，最好能长期坚持游泳。

桑叶和桑枝可以平肝通络

"我是热性体质，从中医上来说是气阴两虚之体，因此喝茶、喝饮料都要以清凉、平肝、养阴为好。我不喝性温的红茶，只喝绿茶，比如龙井茶就有清肝明目、提神醒脑的作用。"裘教授边说边泡茶，不过杯子里的原料不只是龙井，他的"秘密武器"还有桑叶、桑枝和菊花，加水后可以泡出满满的一杯。"桑叶就是把霜打过的嫩桑叶晒干，有清凉、平肝、降压的作用；

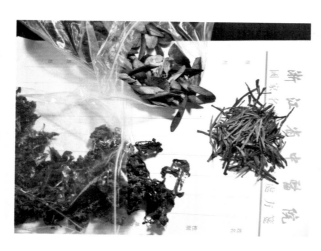

桑枝就是将桑树上的枝干切成片，有清热、祛风、通络的作用；菊花可以明目，还给茶叶增添了清香的味道。年纪大的人如果有身体多处疼痛，喝这个茶对疏通脉络有好处。"

具体放多少合适呢？裘教授说，一般桑枝取

4～5片，桑叶的量比茶叶多一倍，菊花放6～7颗，用水泡开即可。一般情况下，从上午坐门诊开始喝，中途不断加水，可以一直喝到下班。

"你们都知道，我们这里的郭勇教授爱喝咖啡，受他的影响，我也养成了喝咖啡的习惯。一般在喝茶的中间，我会来一杯咖啡提提神。"裘教授说，大家只知道咖啡可以提神醒脑，但现代医学研究发现，美式清咖啡还能预防大肠癌，并有抗氧化等作用。

以前，裘教授喝的都是从超市买来的速溶咖啡，因为其中加糖加奶不健康，所以现在他换成了咖啡粉，随身带着在坐诊时喝，味道虽然苦了点，但对身体有好处。"从今年开始，我经常和郭教授一起喝现磨咖啡，这种咖啡的上面有层泡沫，喝起来特别香。"

疲劳时西洋参加枸杞子煮水喝

"我属于阴虚体质，每天早上，我都会取六七片西洋参加点枸杞子煮水喝，一年四季都是如此。"裘教授说，这个方子可以益气养阴，疲劳时喝最有效。天气干燥时喉咙痛，还可以吃点百合。

不过裘教授提醒，胃不好的人可以少放些西洋参，多放些性温的枸杞子；脾虚、大便溏稀的人可以改用生晒参；冬天容易乏力的人可以吃点人参，比如白参。

"我坚持吃参的最大感受是精力越来越旺盛了。"裘教授说，马上就要到冬天了，这个时候最好喝点小米粥，可以健脾、和胃、安神。

如果是身体肥胖、痰湿体质的"三高"人群，或者是睡眠不好的人，就需要用上健脾化湿和胃安神方了。裘教授说，可以在小米粥里加些米仁、红枣，每天当早餐吃，有化湿安神、调理脾胃的功效，一般坚持吃上一个月就可见效，男女均适用。若为糖尿病患者，不宜在粥里加红枣。

大咖口述 神经内科疾病要这样调

平时，我主要看神经内科方面的疾病，除了重症肌无力等患者外，来看顽固性失眠、抑郁的患者也不少。

以前，睡不好的都是虚证，即气血不足、心脾两虚，多见于缺铁性贫血、营养不好，这些人容易发生心慌、面色萎黄、神疲乏力、少眠多梦、舌质淡红，要喝由十来味中药材组成的归脾汤。如今，这张方子很少用到了，因为目前失眠以实证多见，多为痰热壅滞、心神失调，或者虚中夹实、肾阴亏虚、心火炽盛之心肾失交，多由劳逸失度、饮食不节所致。

痰热多见于肥胖症、代谢综合征患者，这类人经常大吃大喝，生活不规律，烟酒不离，中医认为饮酒助湿，吸烟助火，所以他们的表现都是口苦、舌苔厚腻、夜晚易惊醒，因此平时饮食一定要低糖、低盐、低脂，最好能基本吃素，同时还要减肥，长期坚持体育锻炼。

心肾失交则多见于更年期女性，这类人往往伴有焦虑、抑郁、心烦失眠、脾气急躁、潮热出汗、多梦易醒、舌质红等症状，治疗时常用交泰丸方加减，里面有黄连、肉桂，可清心火，引火归原。

现代社会生活节奏快，人们肝火偏旺，容易争吵。来我这里的病人，大约有1/3会被失眠所困。失眠者往往伴有焦虑，这会改变内分泌，导致脱发、白发，还容易生病，所以一定要知足常乐，保持心境平静，做到"宰相肚里能撑船"，才能达到躯体和心理的双重健康。

冷水洗脸，温水刷牙，热水泡脚

浙江省新华医院院长蔡宛如教你
远离呼吸系统疾病

大咖名片 蔡宛如

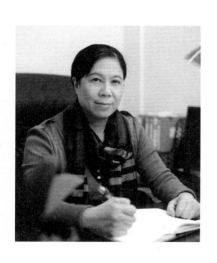

浙江省级名中医，浙江省新华医院院长，教授、主任中医师、博士生导师。现任世界中医联合会呼吸分会常务理事，中华中医药学会肺系专业委员会副主任委员，浙江省中医药学会副会长、呼吸病分会主任委员、内科分会副主任委员，浙江省中西医结合学会副会长、呼吸病专业委员会副主任委员等。

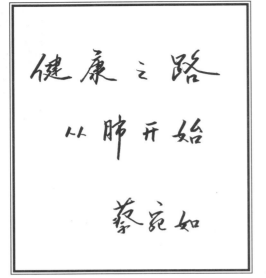

健康之路
从肺开始

蔡宛如

大家还记得金庸小说《射雕英雄传》中欧阳锋的独门绝技"蛤蟆功"吗？一呼一吸，威力无穷。现实生活中，不少人因患有呼吸系统疾病而胸闷气喘、有气无力。秋冬季是呼吸系统疾病的好发季节，需要注意哪些方面，才能减少或避免呼吸系统疾病的发生呢？让我们来看看浙江省新华医院院长、浙江省级名中医蔡宛如给我们带来的养生观点。

秋冬季如何减少呼吸系统疾病的发生

"谈到这个问题，首先要明确一个前提：如果已经患病，应该接受规范化的治疗，并接受治疗后的随访，这是非常重要的。有些人对慢性病的治疗不重视，就诊一次就了结了，这是错误的做法，慢性病是需要长期管理的。"蔡宛如说。

她认为，从中医角度来看，慢性咳嗽、慢性阻塞性肺病、哮喘等呼吸系统疾病的病因、病机有很多共同点，所以它们的防治方法也大致相同。

在个人起居上，要注意防寒保暖，冬天可做些耐寒训练，防止感受寒邪。另外，起居室的空气要保持经常流通。

要减少外界各种吸入性的刺激因素，比如说粉尘比较多、气味比较大、污染比较重的地方要尽量少去。如果有吸烟嗜好，要主动戒烟，同时要说服和教育不愿意戒烟的患者，让其循序渐进地接受戒烟的理念。

加强呼吸肌锻炼，特别是肺功能比较差的病人，可以经常做做深呼吸，锻炼膈肌，帮助肺功能的康复。有条件的话可以在家里备个制氧机，缺氧比较明显的病人可以进行一些家庭氧疗。

呼吸系统疾病患者，特别是肺功能比较差的患者往往能量消耗比较大，所以在饮食方面要注意均衡营养，尤其要注意补充蛋白质、维生素和微量元素等。

还可以做一些中医特色治疗，如冬病夏治、冬令进补等，这些都是中医对呼吸道疾病比较推崇的一些养生保健方法。

不妨试试冷水洗脸、热水泡脚

"预防呼吸道疾病的方法有不少，其中冷水洗脸就是一种相对简单方便的方法。有句俗话叫'冷水洗脸，温水刷牙，热水泡脚，胜吃补药'，意思就是用冷水洗脸、热水泡脚有助健康。"

蔡宛如说，当人体受到冷空气刺激时，鼻腔黏膜就会收缩，呼吸道纤毛蠕动也会减慢，从而使分泌物减少，局部抵抗力减弱，细菌或病毒便可能会乘虚而入。经常用冷水洗脸可以给肌肤一些耐寒训练，以更好地抵御寒邪的侵袭，同时可改善血液循环，增强抵抗力，降低呼吸道疾病的发生率。

蔡宛如强调，虽然经常用冷水洗脸可以提高对寒冷的耐受性，还能促进血液循环，从而对呼吸道疾病的发生起到一定的预防作用，但是一定要循序渐进地进行，以增强适应性。一般从夏季开始，秋季不断，每日早晚坚持用冷水洗脸。刚刚开始时可以先用冷水拍拍脸，等皮肤逐渐适应后再改为每天早晨用冷水洗脸。当天气寒冷后，洗脸水的温度可以稍提高一些，不建议用冰冷的水洗脸。同时要注意因人而异，因为并不是所有的人都适合用冷水洗脸，如心脑血管病、高血压、糖尿病患者就不一定适宜。

入冬后该如何进补

不少慢性呼吸道疾病患者都有一个体会，经过冬病夏治、冬令进补后，来年发病的频次减少了。那么，入冬该如何进补呢？

蔡宛如介绍，根据中医的理论，冬令进补是因为冬天是收藏的季节，而且气候寒冷，而补益药大多偏温性，在寒冷的季节用温补药是比较合适的。另外，人体的消化机能在冬天比较旺盛，所以冬季进补比较容易吸收。

冬令进补常用的方法有以下几种：一是我们通常所说的膏方，又叫膏滋药；二是药酒，即把补药浸泡在酒里面饮用；三是药膳，即在膳食中加入补药，比如在老鸭煲里放一些虫草，在炖老母鸡时加一些黄芪；四是中成药，比如十全大补膏、六味地黄丸等，这些都是中药成药的进补方法。

"我个人比较主张冬令用膏滋药，因为膏滋药是根据病人的疾病状态、体质等来量身定制的，更有针对性。"蔡宛如说。

江南药王——胡庆余堂中药文化

在杭州古色古香的历史文化街区河坊街，一座高达12米的封火墙显得出类拔萃，墙上"胡庆余堂国药号"七个大字浑厚遒劲。享有"江南药王"美誉的胡庆余堂就坐落在这里。清同治年间，红顶商人胡雪岩在其事业鼎盛期自建而成，店名出自《周易》"积善之家，必有余庆"。

在中国的传统医药史上，老字号代代相传，但最有名的只有"两家半"。随着历史的演变，北京的同仁堂与广东的陈李济的古建筑以及老作坊行将消逝，唯独胡庆余堂穿越了140多年的动荡与沉浮，见证了岁月的峥嵘与荣枯，完好地保存着它的历史风貌，跟它传承的文化一起，成为我国第一批国家级非物质文化遗产。

古建筑群 | 艺术文化

文化发展的地域，很大程度上是文化的命脉所在，而完好的建筑保存，又实实在在地坐实了一种文化。胡庆余堂选址在大井巷吴山脚下，占地8亩，俯瞰之下宛若仙鹤，寓意"长寿"；四周筑以"神农式"封火墙，墙顶两端又以节节攀高的马头墙阻隔视野，显外不显内，以避"泄财"之嫌；高墙内侧与斜面屋脊衔接，内接大小不一的天井，呈漏斗状，以使雨水内流，九九归一。石库门坐西朝东，"庆余堂"三个大字镶嵌其上，寓意"紫气东来"。

跨过青砖角叠的石库门楼，跳入眼帘的便是"进内交易"4个镏金大字，近看字字凹进，远看个个凸出；过"鹤首"拐角拾级而上，转入"鹤颈"长廊，右壁悬挂着38块金字丸药牌，其中34块都是著名的传统中成药，如外科六神丸、胡氏避瘟丹、安宫牛黄丸、人参再造丸、小儿回春丹等，牌上标明了各药的主治功能，顾客进门一看便知道各类药材和成药的用途；在长廊的尽头，就是气势恢宏的营业大厅，上书"药局"两字，这意味着胡庆余堂继承了南宋官方制药机构——太平惠民和剂药局。当年，胡雪

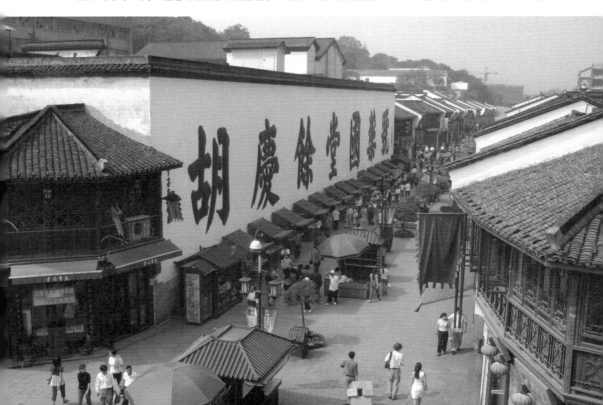

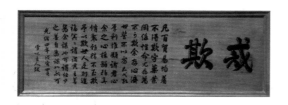

岩凭着红顶商人的特殊地位，经清政府的默许，才挂上这块全国绝无仅有的"药局"匾额。

大厅两旁高大的红木柜台，左侧为配方、参茸柜，右侧为成药柜，里壁的"百眼橱"上陈列着各种色彩殊异的瓷瓶和锡罐。名老中医坐堂门诊，俨然古风依旧，遗韵不减。"中药博物馆"由原先的制药作坊改建而成，当年作坊式的传统制药工场、生产工艺、炮制方法等都在这里得到定格和延续。

数易其主，几经变迁，胡庆余堂这座国内保存最为完好的晚清工商型古建筑群，以它独具韵味的优雅气度、别具匠心的艺术水准和悠久的历史价值，肩负起中医药文化的厚重，于1988年被列为全国重点文物保护单位，也成为目前我国行业内唯一一家"古建筑与中药文化"双双获得国家级桂冠的双国宝单位。

百年根基｜"戒欺"文化

在悠久的历史中，胡庆余堂沉淀的丰富独特的文化，可以说是中国传统商业文化之精华，也是胡庆余堂百年老店经久不衰的法宝之一，早在建店之初，"戒欺"便被奉为店训，自此奠定百年根基。

胡庆余堂以悬挂牌匾著称，其中大多朝外供顾客观赏，唯独一块挂在营业厅后，面对经理、账房间前，是给企业员工看的。这块匾就是由胡雪岩在光绪四年亲自写就的"戒欺"匾。

"戒欺"匾曰："凡百贸易均着不得欺字，药业关系性命尤为万不可欺。余存心济世，誓不以劣品弋取厚利，惟愿诸君心余之心，采办务真，修制务精，不至欺予以欺世人，是则造福冥冥……"

"采办务真，修制务精"，这"真"，指的是入药的药材一定要"真"，除了"真"，还力求"道地"。驴皮是山东濮县的好，山药、黄芪、金银花淮河流域最佳，当归、党参非川贵的不入，采购龟板去汉阳，置办人参、鹿茸得走关外。从源头上抓好药品质量，是老祖宗定下的规矩，多少年来祖祖辈辈丝毫不敢怠慢。一个"真"，换得百年的信誉，换的是代代相传的信任。

山参名贵，一克的分量就可能差上好几块钱。为了保持干燥，最早胡庆余堂不惜成本，以石灰铺垫用以防止还潮，这在全国都是绝无仅有的。虽然如今用上了更高级的干燥设备，但百年老店秤头足、童叟无欺的好口碑，让许多老杭州买参认准了胡庆余堂这一块招牌。

胡雪岩还把"顾客乃养命之源"写入店规，教育员工把顾客当作衣食父母，为精心炼制一味"局方紫雪丹"，不惜血本请来能工巧匠，用真金白银铸成一套金铲银锅，而今，金铲银锅被列为国家一级文物，有"中华药业第一国宝"之誉。

"修合无人见，诚心有天知"——这是胡庆余堂内的一副对联，恰好也是对"戒欺"的诠释。"戒欺"文化成就了"江南药王"，更超越了中医药范畴，成为中国打造"诚信"企业的历史回响。

炮制技艺｜传统手工艺文化

胡庆余堂初创期，收集了散落在民间的验方、秘方，研制成胡庆余堂特有的中成药。为了使口头相传的技能得以保护和传承，当时的员工用毛笔将这些"中药处方和工艺"手写成文，尊为"堂簿"。1960年，由胡庆余堂起草将中成药的传统处方和炮制工艺汇编成册，以浙江省卫生厅的名义出版，作为全省中药行业的制药规范。

中成药制作十分注重炮制，而炮制技能恰是中药之精华所在。坊间早有"炮制不严而药性不准"之说。胡庆余堂历来讲究遵古炮制，凡学徒进门头3年，必先经过学"炮制"这一关。如麻黄要去节、莲子要去心、肉桂要刮皮、五倍子要去毛等，已列为制作规矩。炮制分为修制、水制、火制和水火共制四大方法。具体来说，修制又可以分为纯净、粉碎、切制；水制可分为润、漂、水飞等；火制又有炙、烫、煅、煨之分；而水火共制又有煮、蒸、炖之异。虽然练会每个步骤不难，但要练精，每一分功夫都得实实在在地花下大把的时间。

制膏方、吊腊壳、泛丸药、切药材……这些中药制剂的传统技能，经过一代代技艺精湛的药工之手，在胡庆余堂的特定空间中，一脉相承地延续了下来。

140多年前，百姓身着长衫在此寻医；百年后，胡庆余堂依然药香扑鼻，顾客流连。以"戒欺"文化为根基，几代才俊寂寞坚守，终铸就胡庆余堂历久弥新、弥固、弥坚的金字招牌。在信念与岁月构成的坐标系上，"江南药王"画出了悠扬弧线，并不断在既定的征程上再出发，以获超越生命年轮的青春岁月。